医学美容技术专业双元育人教材系列

芳香保健技术

U0276718

主 编 朱 薇 张秀丽 曹宇霞

副主编 张 勇 孙 丽 张 新 唐正东

编 委（按姓氏拼音排序）

曹宇霞（北京泰美好健康管理股份有限公司）　　孙　勤（南京宝丽来化妆品连锁有限公司）

邓叶青（广东岭南职业技术学院）　　　　　　　唐正东（天津市中医药研究院附属医院）

郭长青（石家庄医学高等专科学校）　　　　　　徐　婧（皖西卫生职业学院）

鞠　琳（山东医学高等专科学校）　　　　　　　许珊珊（淮南联合大学）

李春雨（安徽中医药高等专科学校）　　　　　　张　新（宁波卫生职业技术学院）

李瑞连（上海自然美三联化妆品有限公司）　　　张秀丽（天津医学高等专科学校）

李　娜（上海娜莳企业管理咨询有限公司）　　　张　勇（广州番禺职业技术学院）

廖秀娟（中山市技师学院）　　　　　　　　　　张忠欣（遵义医药高等专科学校）

罗　丹（天津医学高等专科学校）　　　　　　　赵嘉喆（重庆三峡医药高等专科学校）

苏碧凤（福建卫生职业技术学院）　　　　　　　周丹丹（广东岭南职业技术学院）

孙红霞（辽宁现代服务职业技术学院）　　　　　朱　薇（天津医学高等专科学校）

孙　丽（兴安职业技术学院）　　　　　　　　　朱　艳（惠州雅姬乐化妆品有限公司）

复旦大学出版社

内容提要

　　本教材是医学美容专业双元育人活页教材系列之一，旨在落实立德树人的根本任务，遵循"思政引领、德技并修、学生中心、能力本位、工学一体"的教学理念，深度融入党的二十大精神的核心内涵，将绿色、健康、可持续发展的理念贯穿始终。

　　本教材共分 4 个模块，包含 10 个项目 32 个任务及 3 个附录，内容包括芳香服务与咨询、芳香精油调配与使用、芳香养颜方案制定及芳香健体方案定制等，每个学习任务紧密联系工作岗位的情景与流程，配以高质量图片、舒缓音乐及详尽的操作视频，通过基于工作的学习帮助学习者快速掌握实际操作技巧。本教材适用于职业院校医学美容技术专业、美容美体艺术专业、中医养生保健专业等专业群的学生学习，也可作为美容行业员工的培训教材。

　　本教材配有相关的课件、视频等教学资源，欢迎教师完整填写学校信息来函免费获取：xdxtzfudan@163.com。

序

党的二十大要求统筹职业教育、高等教育、继续教育协同创新,推进职普融通、产教融合、科教融汇,优化职业教育类型定位。新修订的《中华人民共和国职业教育法》(简称"新职教法")于 2022 年 5 月 1 日起施行,首次以法律形式确定了职业教育是与普通教育具有同等重要地位的教育类型。从"层次"到"类型"的重大突破,为职业教育的发展指明了道路和方向,标志着职业教育进入新的发展阶段。

近年来,我国职业教育一直致力于完善职业教育和培训体系,深化产教融合、校企合作,党中央、国务院先后出台了《国家职业教育改革实施方案》(简称"职教 20 条")、《中国教育现代化 2035》《关于加快推进教育现代化实施方案(2018—2022 年)》等引领职业教育发展的纲领性文件,持续推进基于产教深度融合、校企合作人才培养模式下的教师、教材、教法"三教"改革,这是贯彻落实党和政府职业教育方针的重要举措,是进一步推动职业教育发展、全面提升人才培养质量的基础。

随着智能制造技术的快速发展,大数据、云计算、物联网的应用越来越广泛,原来的知识体系需要变革。如何实现职业教育教材内容和形式的创新,以适应职业教育转型升级的需要,是一个值得研究的重要问题。"职教 20 条"提出校企双元开发国家规划教材,倡导使用新型活页式、工作手册式教材并配套开发信息化资源。"新职教法"第三十一条规定:"国家鼓励行业组织、企业等参与职业教育专业教材开发,将新技术、新工艺、新理念纳入职业学校教材,并可以通过活页式教材等多种方式进行动态更新。"

校企合作编写教材,坚持立德树人为根本任务,以校企双元育人、基于工作的学习为基本思路,培养德技双馨、知行合一,具有工匠精神的技术技能人才为目标。将课程思政的教育理念与岗位职业道德规范要求相结合,专业工作岗位(群)的岗位标准与国家职业标准相结合,发挥校企"双元"合作优势,将真实工作任务的关键技能点及工匠精神,以"工程经验""易错点"等形式在教材中再现。

校企合作开发的教材与传统教材相比,具有以下三个特征。

1. 对接标准。基于课程标准合作编写和开发符合生产实际和行业最新趋势的教材,而这些课程标准有机对接了岗位标准。岗位标准是基于专业岗位群的职业能力分析,从专业能力和职业素养两个维度,分析岗位能力应具备的知识、素质、技能、态度及方法,形成职业能力点,从而构成专业的岗位标准。再将工作领域的岗位标准与教育标准融合,转化为教材编写使用的课程标准,教材内容结构突破了传统教材的篇章结构,突出了学生能力培养。

2. 任务驱动。教材以专业(群)主要岗位的工作过程为主线,以典型工作任务驱动知识和技能的学习,让学生在"做中学",在"会做"的同时,用心领悟"为什么做",应具备"哪些职业素养",教材结构和内容符合技术技能人才培养的基本要求,也体现了基于工作的学习。

3. 多元受众。不断改革创新,促进岗位成才。教材由企业有丰富实践经验的技术专家和职业院校具备双师素质、教学经验丰富的一线专业教师共同编写。教材内容体现理论知识与实际应用相结合,衔接各专业"1+X"证书内容,引入职业资格技能等级考核标准、岗位评价标准及综合职业能力评价标准,形成立体多元的教学评价标准。既能满足学历教育需求,也能满足职业培训需求。教材可供职业院校教师教学、行业企业员工培训、岗位技能认证培训等多元使用。

校企双元育人系列教材的开发对于当前职业教育"三教"改革具有重要意义。它不仅是校企双元育人人才培养模式改革成果的重要形式之一,更是对职业教育现实需求的重要回应。作为校企双元育人探索所形成的这些教材,其开发路径与方法能为相关专业提供借鉴,起到抛砖引玉的作用。

博士,教授

前　言

在新时代的浪潮中,我们正处在追求高质量发展、强调人民健康福祉的关键时期。党的二十大报告明确指出,要坚持以人民为中心的发展思想,推动绿色发展,促进人与自然和谐共生,倡导健康中国战略,提高全民健康水平。基于此,我们联合教育、医疗及产业界的专家,精心打磨出《芳香保健技术》这本教材,旨在深化职业教育改革,推进产教融合,为美容行业输送具有国际视野、专业技能与人文素养的技术技能型人才。

《芳香保健技术》是医学美容专业双元育人活页教材系列之一。本教材旨在落实立德树人根本任务,遵循"思政引领、德技并修、学生中心、能力本位、工学一体"的教学理念,深度融入了党的二十大精神的核心内涵,将绿色、健康、可持续发展的理念贯穿始终。在内容设计和组织上,我们采用创新的项目化教学模式,遵循学生的认知规律,每个项目从"情景导入-学习目标-任务分析-学习内容-任务准备-任务实施-任务评价-能力拓展或知识链接",环环相扣,将理论知识与实践操作紧密结合,重点培养技能操作和案例分析及解决问题的能力,更加贴近岗位能力培养需求,引导学习者在解决实际问题的过程中,逐步掌握芳香保健的专业技能。同时,我们注重培养学生的社会责任感和生态环保意识,让思政教育与专业知识相互融合,提升学生的职业道德与公民素质。

本教材共分 4 个模块,包含 10 个项目 32 个任务及 3 个附录,内容包括:芳香服务与咨询、芳香精油调配与使用、芳香养颜方案制定及芳香健体方案定制等。依据实际工作岗位(美容行业技术岗位与销售岗位等)需求,任务驱动,强化岗位工作步骤。通过四大核心模块的学习,学生将学会如何对不同类型的皮肤及身体亚健康问题进行芳香护理,同时,我们将"热情服务、沟通能力卓越、注重细节与个性化"的职业素养融入日常教学,使学生在掌握专业技能的同时,也提升了个人综合素质。让学生提前熟悉岗位,了解行业规范,强化职业认同感。

为了增强学习的直观性和互动性,我们引入了多媒体教学资源,如高清图片、沉浸式音乐与详尽的操作视频,打造立体化、互动式的教学体验。这些资源不仅丰富了教材的表现形式,提升了学习的直观性和趣味性,更让学生在实践中感悟芳香保健的魅力,深化对健康生活方式的理解。本教材适用于医学美容技术相关专业及各类美容职业教育培训。

本教材编写过程中得到中国特色学徒制教学指导委员会的指导,复旦大学出版社给予了大力支持,各参编学校和企业积极组织教师参与编写工作,在此深表感谢!

　　由于时间仓促,编者水平有限,书中难免有疏漏之处,恳请广大读者批评指正,以便及时修正改进。

　　本教材图片、视频为原创,不涉及版权及肖像权问题,所应用的仪器及护理产品与企业不存在利益关系。

编　者

2024 年 8 月

目　录

模块三　芳香养颜方案制定

模块四　芳香健体方案定制

附录

模块一

芳香服务与咨询

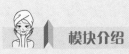 模块介绍

芳香服务与咨询是芳香 SPA 疗法的基础内容,包括了芳香 SPA 环境营造和芳香咨询与方案制定两部分。芳香 SPA 环境营造包含了芳香 SPA 五感环境营造、芳香 SPA 前台环境营造、芳香 SPA 护理间环境营造、芳香 SPA 顾问间环境营造。芳香咨询与方案制定则包含了芳香咨询与评估、芳香护理调配方案制定。

项目一　芳香 SPA 环境营造

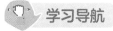 学习导航

芳香SPA环境营造

芳香SPA五感环境营造
- 视觉
  - 环境布置
  - 色调和灯光
- 听觉
  - 天然的音乐
  - 古典、爵士等纯音乐
  - 颂钵
- 嗅觉 —— 纯天然植物精油
- 味觉 —— 天然花草茶
- 触觉 —— 芳香按摩

芳香SPA前台环境营造
- 前台的整体设计及情景布置
- 植物的摆放
- 前台情景布置中的色彩应用
  - 同色搭配法
  - 邻近色搭配法
  - 对比色搭配法
- 音乐的选择

芳香SPA护理间环境营造
- 放置必需的芳香保健用品
- 选择合适的窗帘和墙体装饰
- 放置适宜的芳香植物盆栽
- 选择与之相适宜的灯光

芳香SPA顾问间环境营造

 情景导入

　　张女士,在 A 城一家美容院从事美容工作 10 年,积累了一定的经验和资金,现准备和朋友合伙开一间芳香 SPA 馆,为此做了大量的市场调查,选择了一处五星级酒店内作为新店地址。她们深知想留住顾客,除了高超的技术、热心周到的服务外,舒适的配套环境也很重要,而在所有美容芳香 SPA 的环境设计里,总体的环境营造以及前台、护理间、芳香 SPA 顾问间环境营造在留客方面起着至关重要的作用。一间好的芳香 SPA 馆的设计,不仅能体现出它的品位,更能让顾客享受舒适,放松心情。

任务一　芳香 SPA 五感环境营造

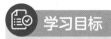 **学习目标**

1. 了解芳香 SPA 五感环境营造的条件。
2. 熟悉芳香 SPA 五感环境营造的内容。
3. 具备营造芳香 SPA 五感环境基本能力。
4. 能充分考虑顾客感受，认真营造芳香 SPA 服务环境。

任务分析

　　芳香 SPA 的五感环境营造通过人的视觉、听觉、嗅觉、味觉、触觉达到让人全方位的放松，让人健康的同时也能起到美容、美体的作用。在芳香 SPA 五感环境营造的学习过程中，学习者往往会因为文化鉴赏能力不同，出现对芳香 SPA 的五感环境营造不清楚，无法合理有效对芳香 SPA 的五感环境进行设计、营造、应用等。出现上述问题的主要原因包括：①对芳香 SPA 的五感环境营造的重要性理解不够；②对芳香 SPA 的五感环境营造标准认识不足；③缺乏对芳香 SPA 的五感环境营造的学习和训练。因此，首先要理解芳香 SPA 的五感含义，为营造芳香 SPA 的五感环境打下良好基础，学习者既要提高芳香 SPA 五感对于芳香保健重要性的认识，在思想上充分认识芳香 SPA 五感环境营造的复杂性，又要提高自己的鉴赏设计能力，并在教师的指导下经过认真学习，掌握芳香 SPA 五感环境的营造。

学习内容

　　SPA 一词源于拉丁语"solus per aqua"的缩写，意为"健康之水"，指的是利用天然的水资源结合沐浴、按摩和香薰来促进身心健康的一种服务。

　　当今人类在紧张的生活中，各种沉重的压力以及火辣的骄阳，都会在人们的容颜和心理上留下深深的痕迹，不仅会使年轻美丽的容颜一天天黯淡下去，也会使心情一天天变得苍老。在这样的情形下，芳香 SPA 服务出现于人们的日常生活中，意味着工作、学习、生活压力等不再占据生活的全部，而是让健康、快乐、美丽成为生活的一部分。

　　五感指的是人类对外界刺激所产生的最基本的五种感觉：视觉、听觉、嗅觉、味觉及触觉。所谓芳香 SPA 五感是指通过这五种感官享受，让人们在生理上和心理上得到充分的调整与放松，进而达到一种身心舒畅的感觉。

　　1. 视觉

　　（1）环境布置：芳香 SPA 透过室内自然典雅的布置与放松气氛的营造，达到吸引视觉的效果，使人转移心情，完全沉浸在无压力的环境中，怡然自得，让人有身处自然的感觉，从而营造视觉的放松与享受。

（2）色调和灯光：当走进一个典雅舒适的房间时，会让我们感到舒缓、安全，整个身心瞬间放松下来，因此，深色系的檀木色是最适合芳香 SPA 房间的颜色。再配以暖色调灯光打造柔和的气氛，给人以温馨、温暖的感受。灯光设计是芳香 SPA 很重要的一环，它对营造氛围、顾客体验拥有不可替代的作用（图 1-1-1）。

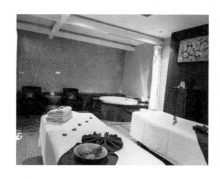
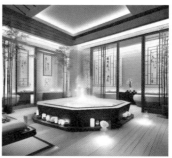

图 1-1-1　芳香 SPA 房间

2. 听觉

（1）天然的音乐：通过播放山林间流水声、鸟鸣声及海浪声等音乐，使人有如置身事外，音乐与人体生理韵律产生共鸣，可以帮助身心放松、消除疲劳、减缓紧张、帮助睡眠、活化肌肤、增强活力等。

（2）古典、爵士等纯音乐。适合 SPA 的音乐，主要以不会引起情绪波动为主。

（3）颂钵：这是一种使用敲击或摩擦颂钵的声音使身心放松的方式，它通过共振，对我们的身体和心理起到放松的作用。

天然音乐

颂钵音乐

3. 嗅觉　利用纯天然植物精油的芳香和作用，以蒸汽或特殊的按摩手法，经由嗅觉器官或皮肤到达神经系统，达到镇静安抚的效果，使全身健康状况得到改善（图 1-1-2）。

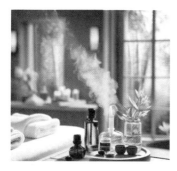
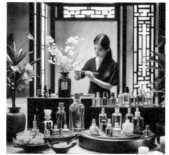

图 1-1-2　芳香香薰

4. 味觉　在芳香 SPA 疗程前，啜饮一口适合个人口味的天然花草茶，甘甜的花茶刺激味蕾分泌唾液，不但补充水分、清脾胃，由内到外彻底舒压，还可先行在体内清理肠胃、促进血液循环，为接下来的疗程热身（图 1-1-3）。最简单的天然花草茶是玫瑰花瓣茶，可采集一些新鲜的玫瑰花瓣，用盐水浸泡沥干后拿至阳光下暴晒、收藏，喝水时取适量以热水冲泡，可饮用与闻香舒展心情。

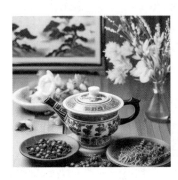
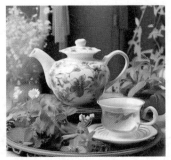

图 1-1-3　天然花草茶

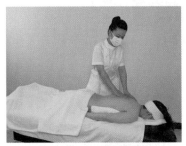

图 1-1-4　芳香按摩

5. 触觉　芳香 SPA 通过力量适中的五指进行芳香按摩,并与身体接触,能使全身的肌肉得以放松,让筋骨变得柔软,排除身体的酸痛,排出体内毒素,祛除焦虑情绪,从而让身心获得彻底的舒畅(图 1-1-4)。除此之外,人与人之间身体接触也是促进沟通与放松的一种方法,而身心的放松则能大大加强芳香保健的整体疗效。

🔍 任务准备

(1) 芳香 SPA 五感环境营造实景图片或视频资料。
(2) 芳香 SPA 五感环境营造所需房间、音乐、花草盆景实物及其他家具等。

👩 任务实施

芳香 SPA 五感环境营造视频

1. 五感环境的营造　芳香 SPA 的原意指的是让人置身于大自然中,尽情感受天地的水、植物、芳香与活氧。但现实中没有时间、空间与经济条件的配合,人们可按照步骤,在视觉、听觉、嗅觉、味觉、触觉等五大元素并重的前提下,利用现有空间与设备,做成最经济实惠、安心贴切的芳香 SPA 馆,供有需求的人士随时享受身心一体的舒畅,达到身心减压的效果。

2. 五感环境营造的学习　在熟悉芳香五感氛围营造中,根据其特点跟随教师的引导和示范,开展五感氛围营造的讨论设计,通过反复、多次的学习训练后,能对芳香 SPA 馆的芳香五感的营造提出自己的看法。

(1) 讲授教学:学习者通过教师的讲授教学,逐渐理解和熟悉芳香五感氛围营造。

(2) 小组训练:3～5 个同学一组,在组长的组织和带领下根据芳香五感氛围介绍和教师讲解要点进行芳香五感氛围布置训练,经过反复多次练习,加深对芳香五感氛围营造的理解和记忆。

(3) 自我训练:对照芳香五感氛围图片或实际环境布置参观学习,对芳香五感氛围进行反复练习,直至掌握芳香五感氛围的营造。

任务评价

(1)简述芳香 SPA 五感包括哪些内容。

(2)布置课后自学任务,到图书馆和电子阅览室查阅芳香 SPA 馆的相关资料,并汇报查阅到的资料和个人的理解。

(3)分组评价:分小组(3～5 人)讨论设计方案,制成 PPT 进行汇报,各小组进行互评打分(表 1-1-1)。

表 1-1-1 芳香 SPA 五感环境营造测评表

评价指标	分值	内容要求	评分标准	实际得分
主题理解与表达	20 分	对五感环境营造(视觉、听觉、嗅觉、味觉、触觉)的理解准确,设计方案能够充分体现五感元素的应用	15～20 分:主题明确,五感元素全面覆盖且融合恰当 10～14 分:主题较明确,五感元素有所体现但融合不够自然 0～9 分:主题模糊,五感元素应用不足	
创意与实用性	30 分	设计方案具有创新性,同时考虑到了实际操作的可行性和经济性	25～30 分:创意独特,能有效提升用户体验且经济实惠 15～24 分:创意一般,但实用性强,成本合理 0～14 分:创意不足,实用性低或成本高昂	
视觉呈现	20 分	PPT 制作精美,内容布局合理,图片、图表等视觉元素运用得当,增强了汇报效果	15～20 分:设计美观,视觉元素丰富且与内容紧密相关 10～14 分:设计一般,但信息传达清晰 0～9 分:设计粗糙,信息混乱或难以理解	
汇报表现	20 分	汇报人表达清晰流畅,能够准确传达设计理念,回答提问时表现自信且专业	15～20 分:表达清晰,条理分明,互动积极 10～14 分:表达基本清晰,但互动不足或略显紧张 0～9 分:表达混乱,无法有效传达设计理念	
团队合作	10 分	团队成员间分工明确,合作默契,能够共同为设计方案贡献智慧和力量	8～10 分:团队协作顺畅,分工合理,成员积极参与 5～7 分:团队协作基本顺畅,但存在少量沟通障碍 0～4 分:团队协作不畅,分工混乱,成员参与度低	
总分	100 分			

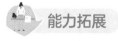

能力拓展

组织学生到实体店参观学习,每小组提交一份设计方案,并在班级进行评选,优胜者给予加分奖励。

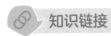

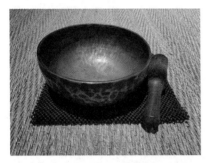

图 1-1-5　颂钵

颂钵由金、银、铜、铁、锡、铅、汞 7 种金属组成,是以喜马拉雅山的陨石烧熔提炼再由手工打造而成(图 1-1-5)。颂钵槌一般是用包着橡胶的木棒,以敲击或摩擦的方式发声,当它深沉悠远的频率音波或泛音波进入人体时,会引起体内分子共振,激发身体的活力。由颂钵发出的泛音声响,能帮助身体放松,同时能平衡、调和人体。

(徐婧、朱薇)

任务二　芳香 SPA 前台环境营造

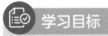 学习目标

1. 了解芳香 SPA 前台环境营造色彩的组成与基本要素。
2. 熟悉芳香 SPA 前台环境营造色彩搭配的基本方法。
3. 掌握芳香 SPA 前台环境营造的内容与方法。
4. 能够从顾客角度出发,认真进行芳香 SPA 前台环境营造。

任务分析

芳香 SPA 前台环境营造的内容主要包括:芳香 SPA 馆前台接待的整体设计以及情景布置、音乐的选择与播放方式等,以此达到让人身心全方位放松的效果,既能使人保持健康,又能让人心情舒畅。在芳香 SPA 前台环境营造的学习过程中,学习者可能因为个人审美观点不同,出现对芳香 SPA 前台环境营造不清楚、无法合理有效对芳香 SPA 前台环境营造进行设计应用等。出现上述问题的主要原因包括:①对芳香 SPA 前台环境营造的重要性理解不够;②对芳香 SPA 前台环境营造标准认识不足;③缺乏对芳香 SPA 前台环境营造的参观学习机会。因此,学习者首先要了解芳香 SPA 前台环境营造的含义,既要提高芳香 SPA 前台环境营造对于芳香保健重要性的认识,在思想上充分认识芳香 SPA 前台环境营造复杂性,又要提高自己的鉴赏设计能力,经过认真努力的学习,掌握芳香 SPA 前台环境营造。

学习内容

芳香 SPA 前台环境营造的内容主要包括:芳香 SPA 馆的前台接待的整体设计及情景布置,芳香保健物品和植物的摆放,窗帘、灯光、植物等整体色调的搭配,音乐的选择和播放方式。

1. 前台的整体设计及情景布置　顾客的第一印象来自前台,首先要营造友善的气氛,其次是情景布置,这是一个复杂的过程,会影响顾客的心情(图 1-2-1)。因此,前台的整体设计及情境布置要能给顾客带来温馨、和谐、舒适感,使其进入芳香 SPA 馆就能感到身心放松、舒适、自然。

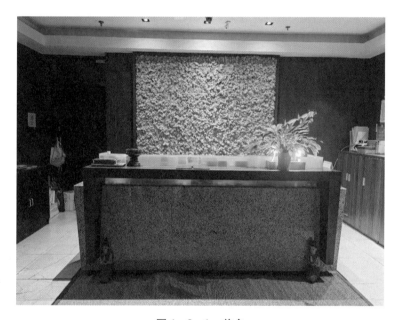

图 1-2-1　前台

2. 植物的摆放　用植物营造自然氛围,是改善室内环境的一种有效手段。鲜花代表喜悦,绿色代表平静和生命,室内插上几枝鲜花或摆放一些绿植,会给人带来愉悦、温馨感,更有助于提高芳香疗法的保健作用(图 1-2-2)。

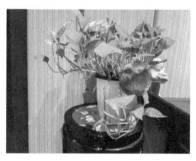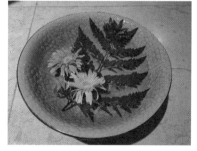

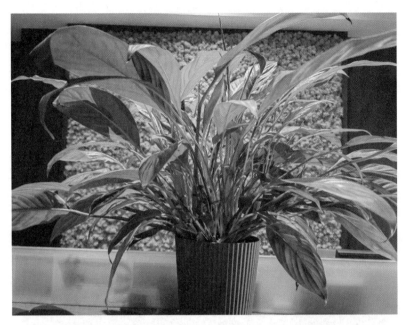

图 1-2-2　植物

3. 前台情景布置中的色彩应用

（1）同色搭配法：同类色或同种色，即同一个色系的颜色之间的搭配，如深红与浅红、深蓝与浅蓝等。这种配色方法的效果比较显著，同类色搭配呈现柔和淡雅的效果（图 1-2-3）。

（2）邻近色搭配法：在色相环上 90°以内的颜色合称为邻近色，如红和橙、蓝和绿等。邻近色的搭配较容易形成和谐统一的色调，但需要注意色彩之间纯度和明度上的相互衬托关系。在搭配的几种颜色中应有主次、虚实的强弱之分，这样从整体上看会显得生动而富于色彩变化，邻近色搭配的服装呈现的是柔和亲切的效果（图 1-2-4）。

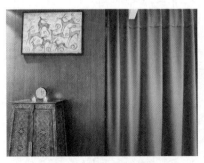

图 1-2-3　同色搭配

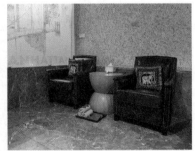

图 1-2-4　邻近色搭配

（3）对比色搭配法：对比色又称补色，是指色相环上两极相对的颜色。首先，对比色相搭配的效果与色彩面积的大小、色彩量的多少有关系，同样的两种对比色，当对比双方的面积是 1∶1 时，其对比的效果为最强型；当对比面积为 1∶10 时，其对比效果就会减弱许多。其次，是对比色之间的形状、位置和聚散关系。在两种对比色中，改变色彩的形状或者拉远双方的距离,都会增强或减弱其对比的程度。最后,两个相对比的颜色在明度和纯度上要有区别。一般面积大的颜色选择纯度和明度低一些的,面积小的颜色选择纯度和明度高一些的。这样的色彩搭配会使整体色彩产生既统一又富于变化,既规整又富有活力的视觉美感(图1-2-5)。

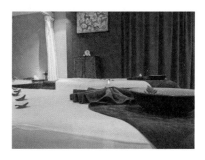

图 1-2-5　对比色搭配

4. 音乐的选择　在芳香 SPA 馆,通过立体声播放器低声播放美妙动听的轻音乐能激起人的美感与想象(包括色彩、形象的联想),改善和调节情绪。音乐借助现代医学科技的翅膀,发挥出独特的护理作用,被越来越广泛地运用在生活中。

任务准备

芳香 SPA 前台环境营造视频资料、图片、案例、实体店参观等。

任务实施

1. 芳香 SPA 前台环境营造　前台和接待大厅是芳香 SPA 馆接待顾客的第一场所,也是顾客对芳香 SPA 馆的第一印象,所以其设计至关重要。前台和接待大厅首先以高贵、典雅、大方为主要特点,其次要自然清新。可选用小型自然的假山、潺潺流淌的泉水、充满活力的玻璃鱼缸、漂亮高档的灯饰、高贵舒适的藤椅或独具艺术品位的雕塑等来装扮。

芳香 SPA
前台环境
营造视频

精心挑选和搭配摆放的植物,既能发挥植物的有效作用,又能使室内环境协调。可根据房间大小选择植物,面积过小的房间不宜摆放叶冠过大的植物,还要充分考虑房间内的采光。如果光照度较暗,应选择耐阴的植物。根据需要补充一些可以清新空气、渲染气氛的芳香植物花盆,并摆放在最合适的位置,色彩与主体色调搭配要和谐。

2. 芳香 SPA 前台环境营造练习

(1)提前布置学习任务。学生分成 3~4 人一组,从网上收集图片或视频资料,选出最喜欢的芳香 SPA 前台环境图片或视频,在课堂展示并由教师进行点评。

(2)教师讲授:教师通过前面学生找出的作品进行评价,以此作为切入点,结合实际讲授教学内容,使学生能逐渐理解和熟悉芳香五感氛围营造。

任务评价

　　案例:取名为"悠然之境"的芳香会馆,要进行前台设计,请你结合自然、舒适与高雅,为顾客打造一进门便能沉浸于放松氛围的前台区域。

(1)简述前台情景布置中的色彩应用的搭配方法有哪几种。

(2)回答假如你去芳香 SPA 前台咨询,你喜欢他们播放什么风格的音乐并说出理由。

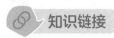**知识链接**

色彩印象与情感寓意

1. 红色　使人联想到酷热、危险,给人的印象是热情、积极,色彩物语代表爱情。
2. 黄红色　使人联想到温暖、秋天,给人强劲、阳刚之气,色彩物语代表高兴。
3. 黄色　使人联想到太阳、光明,给人明朗、活力印象,色彩物语代表健康。
4. 黄绿色　使人联想到嫩叶、春天,给人年轻、活泼的印象,色彩物语代表青春。
5. 绿色　使人联想到大自然、鲜艳,给人寂静、平安的印象,色彩物语代表和平。

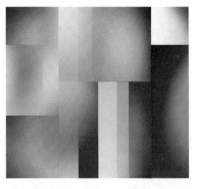

图 1-2-6　色彩印象

6. 蓝绿色　使人联想到阴气、潮湿,给人阴暗、幽远的印象,色彩物语代表孤独。
7. 蓝色　使人联想到天空、水、透明,给人恒久、理智的印象,色彩物语代表平静。
8. 紫色　使人联想到深远、高贵,给人威严、柔和的印象,色彩物语代表孤独。
9. 白色　使人联想到空间、光明,给人寒气、云彩的印象,色彩物语代表清纯。
10. 黑色　使人联想到宇宙、黑暗,给人空虚、哀伤的印象,色彩物语代表绝望(图 1-2-6)。

(徐婧、朱薇)

任务三　芳香 SPA 护理间环境营造

学习目标

1. 了解芳香 SPA 护理间物品组成与基本要素。
2. 掌握芳香 SPA 护理间环境营造的内容与方法。
3. 能够根据顾客需求,认真进行芳香 SPA 护理间环境营造。

任务分析

　　芳香 SPA 护理间环境是芳疗 SPA 的实施场所,顾客要在这个地方接受芳疗师的优质服务,温馨、舒适、协调的环境尤显重要。在芳香 SPA 护理间的环境营造学习过程中,学习者往往会因为没有亲身体会,对芳香 SPA 护理间的环境营造不清楚,无法合理有效对芳香 SPA 护理间的环境进行设计营造应用等。出现上述问题的主要原因包括:①对芳香 SPA 护理间的环境营造缺乏体验、理解不够;②对芳香 SPA 护理间的环境营造标准认识不清,每个人审美理解存在差异;③缺乏对芳香 SPA 护理间的五感环境营造学习和训练。

首先要培养学生对芳香 SPA 的整体认识和知识积累,为芳香 SPA 护理间的环境营造打下良好基础,学习者既要提高对于芳香 SPA 环境芳香护理重要性的认识,在思想上要充分认识芳香 SPA 环境营造的复杂性,又要提高自己的鉴赏设计能力,经过认真努力地学习,掌握芳香 SPA 护理间环境营造,为顾客打造舒适的环境。

学习内容

芳香 SPA 护理间环境营造关系到芳疗 SPA 的效果,顾客要在这个地方接受芳疗师的服务和护理,因此,环境必须温馨、舒适、协调。

1. 放置必需的芳香保健用品　把一些必要的芳香保健用品、用具按要求摆放在恰当的位置(图 1-3-1),一目了然,便于选择。

2. 选择合适的窗帘和墙体装饰　根据房间主体色彩配置落地窗帘,一般以白、淡粉、黄、淡绿色为主,营造一种宁静、温馨的气氛。也可根据需要,在墙上挂一些与芳

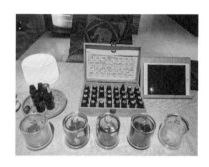

图 1-3-1　芳香保健用品、用具

香保健有关或具大自然风格的画作,还可镶嵌一些充满艺术色彩的工艺品,或摆放一些独特的香薰灯、香薰蜡烛等。

3. 放置适宜的芳香植物盆栽　根据需要补充可以清新空气、渲染气氛的芳香植物盆栽,摆放在最合适的位置,要求色彩与主体色调搭配,注意和谐美。

4. 选择与之相适宜的灯光　灯光设计是很重要的一部分,对营造芳香 SPA 馆的氛围、顾客体验拥有不可替代的作用,护理间照明选择的原则是:①要采用间接型、漫射性灯等不刺眼的灯光,不能在顾客正上方装灯,以免光直射顾客眼睛。②设计时要满足视觉功效需求,考虑使用者感受。利用合适的光色、不同的光影,光影明暗的强烈对比可形成独有的空间意象,最终形成不同的空间上的格调氛围。用暖色调灯光打造柔和的气氛,给人以温馨、温暖的感受。③灯具选择要美观,还要注重与设计风格、室内窗帘、家具统一和谐。最后调整灯光颜色强弱,并观察整体效果,对不协调的地方进行更改调整,总之,强调的是整体效果,而不是局部设施。

任务准备

(1) 芳香 SPA 护理间环境营造实景图片或视频资料。

(2) 芳香 SPA 护理间环境营造所需房间、音乐、花草盆景实物、芳香物品器具及其他家具等。

任务实施

1. 芳香 SPA 护理间环境营造　在实训室准备一些必要的芳香保健用品,按要求摆放在

芳香 SPA
护理间环
境营造视频

恰当的位置,根据房间主体色彩配置落地窗帘,在墙上挂一些与芳香保健有关或具大自然风格的画作,布置独特的香薰灯、香薰蜡烛、芳香植物盆栽、可调节的灯光,观察整体效果。总之强调的是整体效果,而不是局部设施。

2. 芳香 SPA 护理间环境营造练习

(1)提前布置学习任务,学生分成 3~4 人一组,从网上收集视频或图片资料,选出最喜欢的芳香 SPA 护理间环境,在课堂进行展示并由教师进行点评。

(2)教师讲授:教师通过前面学生找出的作品进行评价,以此作为切入点,结合实际讲授教学内容,使学生能逐渐理解和熟悉芳香 SPA 护理间环境营造。

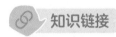 任务评价

案例:准备为顾客进行身体护理,请你将护理间打造成为顾客完全放松、享受个人时光的私密空间,同时通过设计增强 SPA 体验的深度与舒适度。

(1)如何选择合适的窗帘和墙体装饰?
(2)简述护理间照明选择的原则有哪些。

知识链接

不同灯光与情感寓意

1. 暖色调灯光与温馨氛围营造　暖色调的灯光,如黄色、橙色等,常常与温馨、舒适的感受联系在一起。在家庭环境中,暖色调的灯光可以营造出温馨、融洽的氛围,让人感受到家的温暖和关爱。在商业空间中,暖色调的灯光也可以营造出舒适的购物环境,提升顾客的购物体验。

2. 冷色调灯光与清新感受表达　冷色调的灯光,如蓝色、绿色等,则常常与清新、冷静的感受相对应。在办公环境中,冷色调的灯光可以使人保持清醒的头脑,提高工作效率。在公共场所中,冷色调的灯光也可以营造出清新、明亮的氛围,提升人们的舒适感。

3. 自然光模拟与舒适环境构建　自然光模拟灯光则追求与自然光相似的视觉效果,通过模拟自然光的色温、亮度等参数,营造出舒适、自然的环境。这种灯光在家居装饰中尤为常见,可以让人感受到自然光的温暖和舒适,同时也有助于保护视力健康。

4. 彩色灯光与活泼气氛创造　彩色灯光具有丰富的色彩变化,可以创造出活泼、欢快的氛围。在娱乐场所、节日庆典等场合中,彩色灯光的应用尤为广泛,能够吸引人们的注意力,增强活动的氛围和趣味性。

(徐婧、朱薇)

任务四　芳香 SPA 顾问间环境营造

学习目标

1. 了解芳香 SPA 顾问间物品组成与基本要素。
2. 熟悉芳香 SPA 顾问间环境营造的内容与方法。
3. 能充分考虑顾客的感受,进行芳香 SPA 顾问间环境营造。

任务分析

在芳香 SPA 顾问间环境营造学习过程中,学习者往往会因为文化层次和鉴赏能力不同,对芳香 SPA 顾问间的环境营造不清楚、无法合理有效对芳香 SPA 顾问间环境进行设计营造应用等。出现上述问题的主要原因包括:①对芳香 SPA 顾问间的环境营造理解不够;②对芳香 SPA 顾问间的环境营造标准认识不清,每个人审美理解存在差异;③缺乏对芳香 SPA 顾问间的环境营造实践学习和训练。

学习内容

顾问间是顾客接受芳疗师的咨询服务和确定芳疗护理方案的地方,顾客要在此与芳疗师进行沟通和交流,并确认是否愿意接受芳疗师的优质服务和辅助护理,因此,空间要有私密性,不宜过大,在房间中间位置放置圆桌、沙发或软椅,环境必须温馨、舒适、协调(图 1 - 4 - 1)。房间主体色彩一般以白色、淡粉色、淡黄色、淡绿色为主,营造宁静、温馨、使人愿意交谈的氛围。在墙上挂一幅大自然风格的画作,再根据需要摆放一些清新空气、渲染气氛的芳香植物盆栽。最后调整灯光颜色强弱,并观察整体效果。

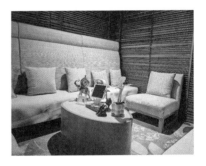

图 1 - 4 - 1　顾问间

任务准备

(1) 芳香 SPA 顾问间环境营造实景图片或视频资料。
(2) 芳香 SPA 顾问间环境营造所需房间、音乐、花草盆景实物及其他家具等。

任务实施

　　1. 芳香 SPA 顾问间环境营造　　准备一些必要的芳香保健展示用品摆放在恰当的位置，根据房间主体色彩配置落地窗帘，在墙上挂一些与芳香保健有关或具大自然风格的画作，布置独特的香薰灯、香薰蜡烛、芳香植物盆栽、可调节的灯光。

芳香 SPA
顾问间环
境营造视频

　　2. 芳香 SPA 顾问间环境营造练习　　提前布置学习任务，让学生分成 3～4 人一组从网上收集视频或图片资料，选出最喜欢的芳香 SPA 顾问间环境，在课堂进行展示，教师进行点评。

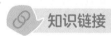 **任务评价**

　　案例：顾问间是顾客与 SPA 顾问进行一对一交流的专业而温馨的空间。为了提升咨询过程的舒适度和专业性，需要进行顾问间芳香 SPA 环境营造。

　　你认为什么样的顾问间能让顾客更愿意交流沟通？

知识链接

日常生活中的植物情感寓意实践

　　1. 家居环境中的植物摆放建议　　在家中摆放植物时，除了考虑植物的观赏性、生长环境等基本因素外，也可以结合情感寓意进行布局。例如，将寓意吉祥如意的植物如常青藤、金橘等放在家中，可以营造温馨和谐的家庭氛围。同时，根据家居风格和个人喜好选择适合的植物，如现代简约风格可以选择线条简洁的植物，而古典风格则可以选择具有文化底蕴的植物。

　　2. 赠送礼物时的植物寓意考虑　　选择具有适当寓意的植物可以表达我们的祝福和情感。例如，送一束鲜花给朋友或亲人时，可以选择寓意美好的花朵，如玫瑰代表爱情、康乃馨代表母爱等。此外，还可以根据个人的喜好和场合选择适合的植物，如送一盆绿植给同事可以表达关心和祝福。

　　3. 植物在社交场合中的运用　　在社交场合中，植物也可以作为一种表达情感和营造氛围的手段。例如，在婚礼上，可以用寓意美好的植物装饰场地，如使用玫瑰花和百合花等表达爱情和祝福；在葬礼上，可以使用寓意哀思的植物如菊花等表达对逝者的怀念和尊重。此外，在聚会、庆典等场合，也可以根据活动的主题选择适合的植物进行装饰。

（孙勤、徐婧、朱薇）

项目二　芳香咨询与方案制定

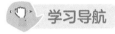 学习导航

芳香咨询与方案制定
- 芳香咨询与评估
  - 熟悉芳香咨询顾客登记表
  - 掌握咨询技巧
    - 了解顾客的需要
    - 告知顾客相关的服务
    - 告知顾客护理与服务在程序上的变化
    - 保持工作场所的记录
  - 能够对顾客进行有效评估
- 芳香护理调配方案制定
  - 精油调配方案制定基本原则
    - 方案需根据评估结果
    - 方案需根据顾客的个人实际情况
    - 方案制定需科学规范、细致严谨
  - 精油调配方案制定的流程
    - 咨询商谈
    - 评估说明
    - 方案制定
  - 方案制定的注意事项
    - 考虑顾客的消费能力
    - 根据调查问卷
    - 选择顾客容易坚持的方式方法
    - 掌握精油的功效作用、使用方法、使用禁忌
    - 全面翔实地进行商谈
    - 较严重疾病需经医师评估后制定方案

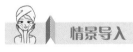 情景导入

　　小 A 和小 B 是关系要好的职场同事,年底业务量增多,两人配合默契顺利圆满完成工作,相约做护理放松一下身体。两人在接受了专业顾问的评估咨询后,选择了全身精油 SPA 项目,但为两人调配的护理精油味道截然不同。"为什么我们选择了同样的项目,花费同样的价格,但是产品不一样呢?"两人异口同声地提问道。

　　专业顾问微笑解释道:"这正是接下来我要为两位说明的,同样是从事脑力劳动,但 A 女士主诉经常失眠,常伴头痛,所以处方以薰衣草为主,配以岩兰草、马郁兰以安眠解郁;B 女士以颈肩腰部肌肉疼痛为主诉,所以处方以欧芹为主,配以丝柏、天竺葵以促进循环。"两人芳塞顿开,看似相同步骤的护理,原来内有乾坤。

任务一　芳香咨询与评估

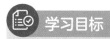

学习目标

1. 熟悉芳香咨询顾客登记表的具体内容。
2. 掌握咨询技巧。
3. 能够对顾客进行有效评估。
4. 能够尊重顾客隐私,为顾客提供安全舒适的咨询。

任务分析

芳香咨询与评估是芳香 SPA 护理工作的第一步,也是能够进行有效芳香护理的关键一步。掌握芳香咨询顾客登记表的具体内容、咨询技巧及能够对顾客进行有效评估,尊重顾客隐私,为顾客提供安全舒适的咨询,是芳疗师工作的前提。但在学习过程中,学习者往往会出现对咨询技巧及有效评估掌握不准等。出现上述问题的主要原因包括:①咨询不到位;②评估不细致;③缺乏细致、耐心的服务态度。因此,要学会芳香咨询与评估,需要在教师的指导下,经过认真刻苦的学习和反复多次训练,才能掌握芳香咨询与评估。

学习内容

1. **熟悉芳香咨询顾客登记表**　专业芳疗师应习惯使用图表记录顾客的生理问题、健康病史、疾病进展等信息,其中,芳疗师制定的护理方案信息,包括精油配方、稀释浓度、应用方式和观察结果等,都需要详细记录。建立顾客资料表是出于安全方面的考虑。如果顾客在疗程中或在家使用精油时产生过敏反应,芳疗师必须能追溯使用了何种精油,以便将来避免使用。任何有关顾客不适和过敏的信息都是非常有价值的,建立这样的数据资源平台,可以让其他芳疗师借鉴并改善安全问题。

完整的信息记录还可以提醒顾客使用某个复方精油有多长时间,什么时候该考虑更换配方了,以减少顾客产生抗药性或过敏反应的风险。坚持做这种专业的记录并尽量随时更新,将会建立一个非常实用的临床应用数据库。表 2-1-1 提供了顾客资料登记表的基础范本,芳疗师可在此基础上根据需要进行改进。

表 2-1-1　顾客登记表

顾客基本资料
姓名:_____　性别:男　女
职业:_____　年龄:_____　若未满 21 岁请注明:

(续表)

详细家庭状况 婚姻状况:未婚　已婚　离婚　其他 子女人数:_____　年龄:_____ 共同居住家庭人数:_____　成员:_____
生活方式 抽烟:_____　喝酒:_____　节食:_____ 运动:_____ 睡眠情况:_____　爱好/兴趣:_____
病史(如有严重疾病请写明详细病历/手术) 以前:_____ 现在:_____
是否有任何需要定期检查的疾病 如有,请提供详细说明:_____
是否服用任何药物 请提供详细说明:_____
以数字1～10量化其身心情况(数字越大,情况越差) 压力:_____　轻松:_____　情绪状态:_____　体力状况:_____
女性顾客 怀孕:_____　上次经期:_____　流产:_____ 避孕药:_____　经前状态:_____ 妇科问题:_____
个案描述: 基本状态: 皮肤分析:
芳疗目标:

2. **掌握咨询技巧**　良好的沟通需要面向顾客、同事和其他来访者进行联络,包括来自进店面谈、致电、网络的人士,也包括供应商和同行等,其中最重要的当然是与顾客的沟通。与顾客的沟通可以实现以下目的:①了解顾客的需要;②告知顾客相关的服务;③告知顾客护理与服务在程序上的变化;④保持工作场所的记录等。

沟通咨询的方式有很多种,例如谈话与音调、表情与目光交流、肢体语言等。当进行电话交流时,具有良好的倾听技巧非常重要,可以帮助芳疗师接收到正确的信息。在进行芳疗护理之前,芳行师要理解顾客对本次芳疗护理的期望目标,也要让顾客对芳疗护理期望有客观的预期,双方对芳疗护理最终的效果至关重要。

在谈话和倾听中,目光交流非常重要,容易给顾客留下长久的专业印象。此外,在谈话时,芳疗师发出的非语言信号也会向顾客表达丰富的内容。这些非语言信号是通过面部表情、手势、姿势等表达。如果能有效使用这些身体语言,即使不说话也可以表现出友善可亲。

书面交流往往应用于网络交流,或其他不适合语言交流的情况。另外,对咨询进行准确且清晰的记录是非常必要的,这样能够将完整的信息传递给参与芳疗护理过程的其他同事。若服务的芳疗师在芳疗护理期间能够运用心理咨询技巧,获取足够的资料,并选择正确的精油配方,将有助于提供最佳护理。要掌握专业的心理咨询技巧,至少需要两年的专业训练。不过,只要是出于真心帮助顾客,并且认真实践,就能够成为优秀的心理咨询顾问。以下是一些基本要点。

(1) 仅询问有助于激励顾客,并且能让顾客获得自我价值感的问题。

(2) 保持坚定但不强势,过分强势会干扰顾客情绪流露和释放的进程。

(3) 要以支持和关爱的态度面对顾客,并时刻注意态度,例如讲话的音调、呼吸等。

(4) 不管顾客抱怨或是发表正义的愤慨,都不要趋同附和。

(5) 不要进行推理性询问,这样会使一般的顾客思维集中在右脑,不利于顾客精神和压力的释放。

(6) 不要与顾客过多交谈,这样会分散其注意力。

(7) 不要使自己卷入顾客的境遇和情绪中,这是咨询中非常容易出现的情况。

(8) 芳疗师需要做的是想方设法让顾客得到缓解和释放。

(9) 不要仅倾听顾客对境况的倾诉,要设身处地想想顾客的处境,感受其境遇,不要打断顾客的情绪。

(10) 对于芳疗师要确信自己的观点和想法,害羞和紧张都会传达给顾客冷漠的感觉。

(11) 表示赞同时点头示意顾客,与顾客谈话时身体稍微前倾。

(12) 不要粉饰自己的回答,那会让顾客觉得你在试图表现得更智慧。

(13)不要问为什么,这会使一般的顾客启动左脑给你经过思考的回答。

(14) 不要给顾客建议,即使感觉有必要,你的建议只是个人的体验而已。

(15) 如果咨询陷入困境,不要强行继续,要礼貌地结束谈话。

(16) 尽量使顾客以发笑结束谈话,即使是在笑她们自己。

(17) 最后,切记要给予顾客信任和赞美,同时让顾客知道顾客应该对自己的健康负责。

在咨询过程中,芳疗师可能会询问顾客某些私人问题,如婚姻状况、生理周期、病史等。当问到此类问题时,芳疗师需要保持礼貌、理性和专业的态度,不能表现出打探隐私的兴奋和无理。特别需要注意的是咨询记录的保密问题。咨询之前,芳疗师应提前向顾客解释获得这些信息的目的是帮助了解他们的需要,是必需而且必要的,这样有助于消除他们的顾虑。替顾客的资料保密,不仅体现了芳疗师高度的专业素养,而且可以避免顾客的窘迫情绪出现和失去对芳疗师的信任。在进行咨询时,不仅要保证咨询室安静而独立,而且尽量与顾客保持目光接触。这样会把咨询转变成一次亲密的交谈,而不是简单地完成咨询表格,芳疗护理也就显得更加个性化,顾客也会更加放心(图 2 - 1 - 1)。

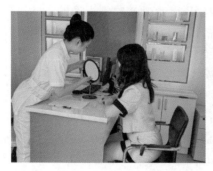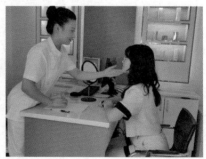

图 2 - 1 - 1　芳香服务咨询

3. 能够对顾客进行有效评估　把评估作为芳香保健疗程中最重要的部分是有争议的。对于大多数芳疗师来说,对顾客进行评估是比较困难的。不过如果芳疗师和顾客之间能形成良好的沟通,那么适当选择精油就会容易得多。

芳香疗法的评估方法与临床医学的问诊没有明显区别,但前者花费的时间可能更多一些,因为芳香疗法的评估内容除覆盖临床医学所关心的仪器评估等信息,还要关注顾客的生活习惯、情绪心理、人际关系等方面。有些内容在临床医学的问诊中极少出现,例如皮肤敏感性、过敏反应、服用药物情况、感情问题、承受心理压力能力与现状、对香气的偏好等。

对于采用按摩作为芳香保健的案例来说,了解顾客对不同物质的容忍程度和整体的敏感性是非常重要的。芳香保健最普遍的不良反应是皮肤受刺激和发生过敏反应。当被问及是否为敏感皮肤时,很多顾客都不确定该如何回答。所以应该询问一些比较明确的问题,以获得比较准确的信息。如果顾客提及过敏反应,芳疗师一定要小心对待。如果有些顾客对某些植物过敏,那么就要尽量避免使用这种植物提炼的精油,甚至包括同属的其他植物提炼的精油。

出现任何一种过敏反应,无论是皮肤、消化系统还是呼吸系统过敏,都表明免疫系统存在问题。最好在开始阶段少量使用精油,直到能评估出顾客对芳香保健的预期反应程度后再酌情改变用量。了解顾客正在服用的药物是非常重要的,因为这可以帮助芳疗师了解顾客的整体健康状况,例如,如果顾客告知芳疗师她患有糖尿病,但医生建议选择依靠控制饮食和改变生活习惯就可以控制病情,那么芳疗师采取的芳香护理方案势必与必须服用胰岛素的顾客迥然不同。另外,某些药物会与特定精油产生副作用,例如,正在服用抗凝血药物的顾客不能使用甜橙或冬青制品。

芳香保健对人的情绪和感情有很大的帮助,所以在尽量保护隐私的前提下,了解顾客的一些感情生活是非常自然而且有益的,可以对顾客的生理和心理健康的整体水平有更充分的了解。在很多情况下,顾客通常比较渴望倾诉那些影响情绪的因素,让她们暂停描述比让开口描述更具有挑战性。

如果顾客因谈话内容涉及个人隐私而感到不安时,芳疗师可以让顾客简单表明自己并不需要具体描述任何细节,只为其选择适合的精油。芳疗师只是想对顾客的某些经历,例如是否有沮丧、悲伤、愤怒、挫折、焦虑等情况,有一个总体印象,以便为顾客选择合适的精油。

对待新顾客时,芳疗师还可以询问她们喜欢或不喜欢哪些香气。这样的问题可以帮助顾客在芳疗护理时能尽可能地享受芳香,并且乐于在回家后使用调配好的复方精油。在这种情况下,应该设法使她远离那些通常回避或容易给她带来不愉快记忆的精油。对于放松式按摩或解决情感问题时,顾客参与精油的选择和调配对芳香保健是非常有帮助的。因为在这种情况下,精油的作用方式往往通过嗅觉传导到大脑边缘系统。复方精油首先要好闻才能引起顾客的兴趣,当然如果护理能达到预期目的,会使顾客愿意继续使用(图 2-1-2)。

任务准备

(1) 需要进行芳香咨询与评估的个案。
(2) 必要的笔、纸等文具。

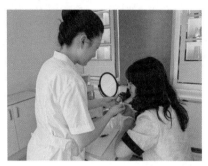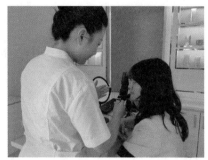

图 2-1-2　芳香服务评估

 任务实施

芳香咨询
与评估视频

1. **讲授教学**　学习者通过教师的讲授教学,逐渐理解和熟悉芳香咨询与评估。
2. **小组训练**　3～5 个同学一组,在组长的组织和带领下根据教师提供的个案进行芳香咨询与评估训练,经过反复多次练习,加深对芳香咨询与评估的理解和记忆。
3. **自我训练**　对身边有需要进行芳香护理的个案进行芳香咨询与评估。

任务评价

(1) 简述芳香咨询顾客登记表的具体内容。

(2) 布置自学任务,到图书馆和电子阅览室查阅有关咨询的相关资料,在下次汇报查阅到的资料和理解的情况。

(3) 分组评价:3～5 个同学一组,在组长的组织和带领下根据教师提供的个案进行芳香咨询与评估,各小组进行互相评价打分(表 2-1-2)。

表 2-1-2　芳香咨询与评估测评表

评价指标	分值	内容要求	评分标准	实际得分
团队合作与组织能力	20 分	组长表现(5分)	是否能有效组织讨论,分配任务,确保每位成员参与	
		团队协作(5分)	成员间沟通是否顺畅,能否相互支持,共同完成任务	
		时间管理(5分)	是否在规定时间内完成咨询与评估,并有效安排讨论和记录时间	
		资源利用(5分)	是否有效利用教师提供的个案资料和参考资料	
顾客基本资料收集与记录	20 分	完整性(10分)	是否完整填写了顾客基本资料表,包括个人信息、生活方式、病历等	
		准确性(10分)	收集的信息是否准确无误,特别是与健康状况、药物使用等敏感信息相关	

(续表)

评价指标	分值	内容要求	评分标准	实际得分
咨询技巧展示	30分	沟通能力（10分）	能否有效理解顾客需求，清晰传达服务信息，保持专业且亲切的态度	
		倾听技巧（10分）	是否具备良好的倾听能力，能通过非语言信号给予顾客反馈	
		心理咨询应用（10分）	在咨询过程中，是否能运用心理咨询技巧，帮助顾客释放压力，缓解情绪	
评估能力	20分	综合评估（10分）	是否对顾客进行了全面的评估，包括生理、心理、情感等方面。	
		风险识别（10分）	能否准确识别顾客的过敏风险、药物相互作用等潜在问题	
书面记录与报告	10分	记录清晰度（5分）	咨询与评估过程的记录是否清晰、详细，便于后续查阅和参考	
		总结与反馈（5分）	是否对咨询与评估过程进行了总结，并给出了相应的建议或改进措施	
总分	100分			

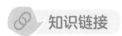 知识链接

芳香精油对人体的作用功效

精油由于化学成分的不同，作用于人体的效果也不同。将其化学属性产生的效应运用到芳疗中，会有不同的效果。

表2-1-3 精油主要成分和作用

精油成分	代表精油	生理属性
单萜烯	欧白芷、茶树、针叶树精油	帮助消化，调节黏液分泌，止痛，抗风湿，也可用于缓解惊吓
酯	佛手柑、薰衣草、快乐鼠尾草精油	抗黏液过多，强力消炎，助眠，抗痉挛
苯基酯	茉莉、依兰、安息香精油	抗沮丧，护肝胆，护肤
单萜醇	玫瑰、天竺葵、花梨木精油	激动免疫功能，平衡，抗微生物，适用于对抗慢性病
倍半萜酮双酮三酮	穗甘松、大西洋雪松、永久花精油	抗黏液作用强，促进皮肤再生，促进结痂，促进伤口痊愈，化痰
香豆素	佛手柑、零陵香豆精油	强力抗痉挛，促进血液循环
醛	柠檬香茅、山鸡椒精油	消炎，抗微生物

（续表）

精油成分	代表精油	生 理 属 性
氧化物	尤加利、香桃木精油	化痰,促进循环,止痛,抗风湿
酚	百里香、丁香、肉桂皮精油	提高免疫力之作用极强,抗微生物,止痛
单萜酮	薄荷、鼠尾草、头状薰衣草精油	促进皮肤与黏膜再生和伤口愈合,化痰
醚	龙艾、茴香精油	缓解神经性失眠、胃肠痉挛
倍半萜烯	松红梅、没药、岩兰草精油	消炎,抗微生物
倍酸	胡萝卜子、松红梅、檀香精油	消炎,抗微生物

（朱薇、张秀丽）

任务二　芳香护理调配方案制定

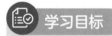 **学习目标**

1. 了解方案制定的基本原则。
2. 掌握方案制定的流程及注意事项。
3. 能够切身从顾客角度出发,细心、耐心为顾客提供帮助。

任务分析

　　芳香护理调配方案制定是芳香 SPA 护理工作的重点,也是能够联通顾客亚健康状况与有效芳香保健的桥梁。因此,掌握好方案制定的基本原则、流程及注意事项,切身从顾客角度出发,细心、耐心为顾客提供帮助,是芳疗师工作的重要环节。但在学习过程中,学习者往往会出现对芳香护理方案制定原则及注意事项掌握不准等。出现上述问题的主要原因包括:①对方案制定的基本原则掌握不牢;②对方案制定的注意事项认识不足;③缺乏细致、耐心的服务态度。因此,要学会芳香护理调配方案制定,需要在教师的指导下,经过认真刻苦的学习和反复多次训练,掌握芳香护理调配方案制定。

学习内容

　　我们进行评估咨询后,要为顾客制定调配方案,依据方案进行具体芳香护理。方案可以指导精油调配、使用方法,这样才能有的放矢,获得良好的护理效果及持续效用。

想要制定好调配方案,首先要了解需要遵循的基本原则,然后掌握制定的流程方法,并且规避注意事项,这样才能制定出适合顾客个人当前状态的方案,帮助其解决亟待解决的问题。

1. 精油调配方案制定基本原则

(1) 方案需根据评估结果,针对顾客的身体状况,考虑其需求而制定。

1) 分清主次,针对其亟待解决的主要症状或问题进行处方搭配。每种精油都有不同的种类属性、功效作用,抓住 1～2 个主要问题,根据要达成的作用疗效来精准定位,选择适宜的精油。

2) 考虑既往史、过敏史、皮肤类型等因素进行制定。避免选择具有引起个体旧病复发或体质相冲等不利因素的精油种类,考虑皮肤类型,选择适宜的精油品种,避免其护理过程中产生不适或发生意外。

(2) 方案需要根据顾客的个人实际情况,考虑其意愿需求,切实有效可行。

1) 充分考虑其消费水平,选择价位合适的精油等级。

2) 根据咨询结果,结合其喜好气味选择精油品类。

3) 选择其适合并欣然接受的护理方法,并针对其选择的护理方式确定用品、用量,如水疗 SPA、身体按摩等所用精油含量是不同的。

(3) 方案制定需科学规范、细致严谨。

详细全面了解顾客情况,明确评估,考虑周全,制定方案应具有科学性、规范性,合理搭配,增强整体功效,减少不利因素,并向顾客做好说明解释工作。

2. 精油调配方案制定的流程

(1) 咨询商谈。在与顾客进行详细的咨询沟通后,了解其主诉症状、既往史、过敏史、皮肤状况、生活习惯、饮食偏好、喜欢的精油气味及护理方式等个人基本情况,避免过敏等副作用发生。

(2) 评估说明。芳疗师根据调查问卷/顾客资料卡/商谈结果做出正确评估,并向顾客做好解释说明工作,包括但不限于评估结果,芳香保健后的改善、注意事项等。

(3) 方案制定

1) 综合分析咨询评估结果,分清轻重缓急,将顾客亟须解决改善的症状问题分清主次。

以解决主要问题为核心,相关联问题为次要,逐个解决。当最突出问题得到改善,顾客的信赖度提升,配合度增高,会坚持进行护理,形成持续有效循环,稳固客源。

2) 选择能解决改善其主要问题并适合其个体性质的精油品类。

调配方案中的单方精油种类不宜超过 4 种,根据主症、喜好气味、护理部位、护理方式等选择搭配,并注意使用禁忌,使其功效最大化。

合理规避体弱多病、孕期经期、婴幼儿等特殊群体不适合使用的品类。

可以借鉴典型的复方精油配方,但需要根据不同顾客类型明确评估后,经过细致严谨的调整后再使用。

3) 根据护理方式等确定用量、复方配比。

确定安全比例进行调配。精油以"滴(d)"为单位,有些精油剂量不同,功效千差万别,正所谓"失之毫厘,谬以千里",如薰衣草有双向调节作用,适量可安神助眠,大剂量可引起亢奋。婴幼儿、年老体弱群体需减量应用。

2-10芳香保健技术

调配量也应适宜,以足量够用,现用现配,用完再调为原则,以免影响精油味道品质,导致护理效果打折扣。

4)解释说明方案中精油的功效作用、护理方式、使用方法、居家护理建议、注意事项等相关情况,避免出现不良后果。

3. 方案制定的注意事项

(1)考虑顾客的消费能力,选择其可承担价位的精油进行调配。

(2)根据调查问卷,针对评估,选择配伍可改善目前主诉症状为主,兼顾解决根本原因

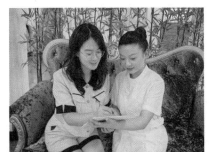

图2-2-1　商谈制定精油调配方案

及具持久作用的组合。

(3)选择顾客容易坚持的方式方法,兼顾居家养护方法。

(4)掌握精油的功效作用、使用方法、使用禁忌。充足的知识储备才能够灵活自如应用。

(5)全面翔实地进行商谈,根据顾客的基本情况制定方案,尤其注意既往史、过敏史、个人体质及气候时节等,注意女性经、带、胎、产情况(图2-2-1)。

(6)对于疼痛、发炎、感染、肿胀、骨折骨裂等部位,对于急症等较严重疾病,须经医师评估后制定方案。

任务准备

(1)需要进行芳香方案制定的个案。

(2)必要的笔、纸等文具。

任务实施

芳香护理精油调配方案制定视频

1. 讲授教学　学习者通过教师的讲授教学,逐渐理解和熟悉芳香护理调配方案制定。

2. 小组训练　3~5个同学一组,在组长的组织和带领下根据教师提供的个案进行方案制定训练,经过反复多次练习,加深对芳香护理调配方案制定理解和记忆。

3. 自我训练　对身边有需要进行芳香护理的个案进行芳香护理调配方案制定。

任务评价

(1)简述芳香方案制定的基本原则包括哪些内容?

(2)布置自学任务,让学习者到图书馆和电子阅览室查阅芳香复方的相关资料,在下次汇报查阅到的资料和理解的情况。

(3)分组评价:3~5个同学一组,在组长的组织和带领下根据教师提供的个案制定芳香护理调配方案,各小组进行互相评价打分(表2-2-1)。

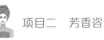

表 2-2-1　芳香护理调配方案制定测评表

评价指标	分值	内容要求	评分标准	实际得分
咨询商谈	20 分	咨询内容(10 分)	详细了解顾客主诉症状、既往史、过敏史、皮肤状况等咨询内容全面,无缺漏	
		沟通情况(10 分)	询问顾客生活习惯、饮食偏好、喜欢的精油气味及护理方式 沟通充分,体现个性化关怀	
评估说明	20 分	评估情况(10 分)	芳疗师根据咨询结果做出正确评估、无误判	
		解释评估(10 分)	向顾客解释说明评估结果及护理后的预期改善、注意事项,解释清晰,使顾客理解并接受	
方案制定	40 分	综合分析(10 分)	综合分析咨询评估结果,分清主次	
		精油选择(10 分)	选择适宜精油品种,不超过 4 种 精油选择精准,配伍合理	
		配方用量(10 分)	根据护理方式确定用量,复方配比安全 调配比例科学,用量合理	
		解释方案(10 分)	解释说明方案中的精油功效、使用方法、居家护理建议等 解释详尽,顾客无疑问	
注意事项	20 分	整体评价(10 分)	针对评估结果,选择改善主诉症状并兼顾根本原因的精油组合 方案制定细致,考虑周全 芳疗师知识储备充足,应用自如 遵守医疗规范,确保安全	
		顾客满意度(10 分)	选择顾客容易坚持的护理方式,兼顾居家养护方法 考虑顾客消费能力,选择可承担价位的精油	
总分	100 分			

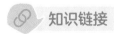 **知识链接**

芳香从业人员职业素养

芳香从业人员应该具备以下职业素养。

(1) **健康的心理素质**:对人类而言,身心常是合二为一的,身心能得到平衡,身体自然就会健康。因此,除了健康的生活外,还必须培养良好的心理素质,健康的心理或态度可经由自我克制来培养,还应注意控制个人的思想情绪,即:正常的智力、意志健康、正确的人生观与行为的统一、个人与社会的一致和人际关系的和谐。

(2) **个性与交往**:个性是依据个人每天所接触的事物与环境发展而成,不管是好是坏的生活接触,对于个性的发展都有深远的影响,即:对社会保持积极的态度、情绪平和、与人亲切和友善、礼貌待人、幽默和谐、谈话愉悦等。

(3) **职业道德**:道德涉及人类行为的哲学与研究,特别强调是非的观念,它以善与恶、正义与非正义、公正与偏私、诚实与虚伪等概念来评价人们的各种行为,并依靠社会舆论、各种形式的教育、传统习惯和人们内心信念的力量而起作用。职业道德是对从事一定职业的人在职业活动中行为的规定,同时又是行业对社会所负的道德责任与义务。无论在私底下、在社会上或在工作中,如果都能保持良好的德行,那么你就是一位明辨是非,明事理的优秀从业人员。请牢记:保持高度的职业道德与价值观念是建立与增加信誉的先决条件。

需要做到:对待所有顾客都要诚实、热心、有礼貌;对待顾客要公平尊重,不可厚此薄彼;言而有信,负责尽职,让你的同事、顾客以及其他人了解你的可靠性;关心顾客的需要,主动解决顾客及芳香 SPA 馆的问题;勤于提升专业素养,随时保持最高的专业水准。如果工作敷衍、言辞夸张、不负责任、言辞不一等,对你的职业、你的顾客,甚至对整个业界都会造成不利的影响。

(4)较强的专业知识和技能。芳香保健涵盖医学、芳香疗法等内容,正规的芳香保健是一种全方位的整体调理,依附于人体的八大系统(运动系统、神经系统、内分泌系统、循环系统、呼吸系统、消化系统、泌尿系统、生殖系统)。作为一名芳香保健从业人员,必须具备健全的知识体系和丰富的从业经验,才能保证工作的顺利开展。

(张新、张秀丽)

模块二

芳香精油调配与使用

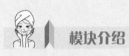 **模块介绍**

　　芳香精油调配与使用是有效进行芳香疗法的重要环节,也是开展芳香养颜和芳香健体方案定制服务的基础。

　　芳香精油调配与使用包括精油调配与保存和芳香 SPA 美疗两个项目,精油调配与保存可具体分为精油分类、精油调配、精油保存,芳香 SPA 美疗可具体分为芳香熏蒸调理、芳香水疗调理和芳香按摩调理,共计 6 个学习任务。通过不同学习任务的完成,提升芳香精油调配与使用能力,为后续学习任务的完成奠定必备基础。

项目三 精油调配与保存

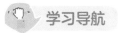
学习导航

精油调配与保存

精油分类
- 芳香精油挥发度的分类及其特性
- 芳香精油植物的部位来源分类及其使用范围
- 芳香精油的浓度分类
  - 100%纯精油
  - 调配（理）精油
- 芳香精油的植物科属分类及其主要功效
- 芳香精油的化学成分分类

精油调配
- 芳香精油剂量换算
- 芳香精油调配浓度
- 芳香精油调配原则
  - 功效原则
  - 协同作用与拮抗作用
  - 整体平衡原则
- 芳香精油调配注意事项
- 芳香精油调配步骤
- 芳香精油常用调配工具
- 芳香精油调配训练要求

精油保存
- 精油保存的影响因素
- 精油保存的期限
- 精油保存的注意事项

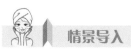
情景导入

　　针对顾客张某平衡皮肤油脂分泌的需要，美容院为张某量身制定芳香基础护理方案，通过对薰衣草精油、天竺葵精油、香柏木精油、花梨木精油和马丁香精油进行合理调配来满足张某的需要。如何调配、正确使用及保存以上芳香精油呢？首先应了解芳香精油的分类，包括挥发度分类、主要化学成分分类和芳香精油植物科属及来源、芳香精油浓度、芳香精油的保存方法等基础知识，才能调配出符合张某需求的芳香精油。

任务一　精油分类

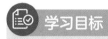 **学习目标**

1. 了解芳香精油植物科属及提取来源。
2. 熟悉芳香精油挥发度、芳香精油浓度、主要化学成分分类。
3. 具有良好的沟通意识,增强精油使用的安全意识。

任务分析

　　芳香精油是从各种具有药用价值植物的根、茎、叶、花、果实、果皮和树脂中提取出来的,具有特殊芳香气味的高浓度植物油脂。芳香精油可以说是植物的荷尔蒙,它拥有与人类相同的构成物质及生命能量。芳香精油的分子极细,渗透力高,因此能有效地透皮吸收。根据研究显示,芳香精油不会像化学药物一样残留在体内,而是通过便尿、出汗、呼气而被排出。对正常健康的人而言,排出需要 3～6 小时的时间,即使对不健康的人而言,也仅需 14 小时。芳香精油是芳香功效发挥的重要载体,具有协助身体恢复自然平衡,调节情绪、保持健康的能力。根据实际需求,芳香精油的合理调配,是有效发挥芳香精油功效的关键,而对芳香精油进行分类是进行芳香精油调配的基础。在芳香精油分类的学习过程中,学习者往往会出现对芳香精油类别不清、对芳香精油分类标准不明、无法合理有效对各类芳香精油进行综合应用等。出现上述问题的主要原因包括:①对芳香精油分类的重要性理解不够;②对芳香精油的不同分类标准认识不足;③对芳香精油分类的复杂性缺乏足够重视;④缺乏对芳香精油分类的学习和训练。

　　因此,要学会芳香精油分类,为芳香精油调配打下良好基础,学习者既要提高对芳香精油分类重要性的认识,在思想上充分认识芳香精油分类的复杂性,又要全面理解芳香精油的不同分类标准,并需要在教师的指导下,进行认真刻苦的学习和训练,掌握芳香精油分类。

学习内容

　　1. 芳香精油挥发度的分类及其特性　　不同芳香精油的挥发度大小不同,这也决定了精油的气味会随着时间而产生变化。根据挥发度大小,精油可分为高音油、中音油、低音油。通过不同挥发度精油的选择,可使调配后的复方精油具有怡人的芳香气息。按照挥发度进行分类的芳香精油特性见表 3-1-1。

表 3-1-1　芳香精油挥发度的分类及其特性

	高音油	中音油	低音油
分子	最小	中等	最大
挥发时间	20 分钟内挥发	20～60 分钟挥发	60～240 分钟挥发
体内时效	约 1 天	2～3 天	约 7 天
精神作用	活化、刺激,振奋	平衡调节	镇定,安抚、平和情绪
代表精油	佛手柑、苦橙、柠檬、香橙、柑橘家族、薄荷、百里香、肉桂和丁香等精油	大部分精油均属此类(如薰衣草、迷迭香、天竺葵、姜、洋甘菊、马郁兰等精油)	玫瑰、乳香、檀香、岩兰草精油

　　利用芳香精油的挥发特性,不仅可使顾客嗅闻芳香气味,还可使其感受到芳香精油带来的能量。高、中、低音芳香精油与细胞产生的共鸣,可舒缓心灵、放松情绪、改善睡眠,对常感孤独、专注力不足等有辅助疗愈效果。需要注意的是,芳香精油的挥发程度与其纯度有着重要关系,若芳香精油提炼纯度不够,将严重影响其疗愈效果。

　　2. 芳香精油植物的提取部位来源分类及其使用范围　芳香精油一般取自植物的特定部位,部位不同作用功能也不同。在调配复方精油时,可根据不同植物部位来源,结合实际保养需求选择芳香精油,使调配后的复方精油具有较好的调理功效。芳香精油一般取自植物的哪些部位呢? 请见表 3-1-2 及图 3-1-1。

表 3-1-2　芳香精油植物的提取部位来源分类及其使用范围

植物部位	对应人体机体系统	代表精油
花朵	对应人体的生殖系统,可调节生殖系统及内分泌,有加强荷尔蒙分泌的功效	玫瑰、茉莉、依兰、橙花、薰衣草、天竺葵等精油
叶片	对应人体的呼吸系统,可调节平衡,帮助皮肤吸收氧气	尤加利、薄荷、丝柏、茶树、百里香、罗文莎叶、松针等精油
根(地下茎)	对应人体的神经系统,可调节神经系统,平衡情绪	岩兰草、姜(变态茎)、欧白芷、缬草等精油
果实	对应人体的消化系统,可提升器官的潜能,协调各器官系统	柠檬、佛手柑、葡萄柚、甜橙等精油
种子	对应人体的细胞,可延缓衰老,活化细胞,安宁心境	胡萝卜籽、黑胡椒、茴香、欧白芷、洋茴香、小茴香、豆蔻、芫荽等精油
树干	对应人体的运动系统,可加强人体运动功能,强健肌肉骨骼,消除身体疲劳,健康肌肤	檀香、花梨木、雪松等精油
树脂	对应人体的皮脂分泌器官,可消除皱纹、杀菌、除臭	乳香、没药、安息香等精油

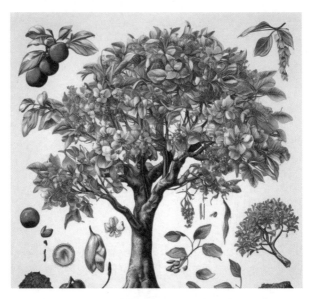

图 3-1-1　芳香精油植物的提取部位来源示意图

3. 芳香精油的浓度分类　芳香精油在实际使用过程中,根据浓度不同,可分为 100% 纯精油和调配(理)精油。一般生活美容、养生保健使用的调配精油,纯精油浓度在 1%～5%。所选精油和基础油需根据实际需求进行调和,并通过按摩、刮痧、护肤、泡浴、吸入等方式进行美容护肤、美体保健。调配精油可分为单方稀释油和复方稀释油。基础油犹如"药引",分为主用油、增效油和持效油,与芳香精油调配后,可增强芳香精油的理疗效果。

(1) 100% 纯精油:100% 纯精油是指直接萃取,没有经过任何稀释与添加的植物精油。100% 纯精油主要分为以下两类。

1) 单方精油:单方精油是从一种植物或从单一植物某一部位萃取的植物精油,其纯度达到 100%。通常以该植物的名称命名,一般具有较浓郁的芳香气味,且具有特定的功效及特征。

2) 混合精油:混合精油是指由两种或两种以上的单方精油,根据功效要求,参照使用者的体质、肤质特点,调配而成的 100% 浓度精油。混合精油使用方式多样,但不可直接作用于皮肤。混合精油的作用、功效非常广泛,并具有功效针对性,必须在专业人士的指导下使用。

(2) 调配(理)精油:调配(理)精油是指纯单方或混合精油与基础油根据实际使用需要,按照一定比例进行调配混合而成,也可称其为复方精油或护理油或调理油或按摩油。基础油又称媒介油或底油,是从植物的花朵、果实、种子、根茎或果肉里,通过冷榨法、萃取法或浸泡法获得的 100% 纯正植物油。基础油含丰富的维生素 D、维生素 E 及碘、钙、镁、脂肪酸等营养成分,具有良好的滋润滋养功效。

4. 芳香精油的植物科属分类及其主要功效　按植物科属进行的芳香精油分类,可以有效满足实际使用者深层次的心理需求,有助于建立芳疗师与实际使用者间的和谐关系。此外,依据植物科属进行的芳香精油分类对芳香精油调理效果的提高、芳香疗法整合调理效果体现具有独特优势。按照植物科属进行分类的芳香精油主要功效见表 3-1-3 和图 3-1-2。

表 3-1-3　芳香精油的植物科属分类及其主要功效

植物科属	主要功效		代表精油
	生理功效	心理功效	
橄榄科	修复力强,具有修复伤口裂痕的效果,对皮肤、黏膜、伤口愈合有显著功效;可促进淋巴的流动或分泌物排出	使人回归自我,平复心情,给予人安抚而放松的感觉,使人平静	没药、乳香、榄香脂精油
菊科	消炎镇定、抚慰人心	使人产生归属感,疗愈受伤的身心,给人希望与光	甘菊(德国、罗马、摩洛哥)、欧蓍草精油
柏科	维持机体活力,增强自身能量的平衡与延续	使人情绪沉稳、内敛	柏木(丝柏)、杜松莓(果)精油
松科	适用于久病、慢性病调理	给予心理力量支撑,可增强表现力,理清思绪,帮助思考	杉木(德州、弗吉尼亚、亚特拉斯)、针松(苏格兰)精油
禾本科	可调理消化系统不适,提高免疫力,刺激淋巴循环	提升人的适应力,增强生命延展力	柠檬香茅、玫瑰、岩兰草精油
唇形科	预防免疫系统感染,促进机体平衡	使人适应不同变化,提升应变力	薰衣草、香蜂草、欧薄荷、迷迭香、绿薄荷、百里香(白)、鼠尾草精油
桃金娘科	提升细胞含氧量,促进呼吸循环,清理黏膜积液;具有杀菌功效,增强免疫力	活跃思维,激发抽象思考,唤醒人的本能需求	丁香苞、白千层、尤加利、桃金娘、耐奥利、茶树、肉桂、肉豆蔻精油
芸香科	增强消化系统功能,协调生理机能	使人开心愉悦,增加满足感	佛手柑、葡萄柚、柠檬、莱姆、苦柳橙、甜柳橙、橙花精油
伞形科	促进机体新陈代谢,养肝利肾,促进排尿排毒	使人充满希望	欧白芷、胡荽、茴香(甜)、胡萝卜籽精油

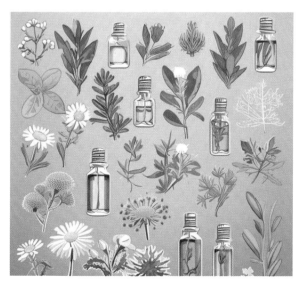

图 3-1-2　芳香精油的植物科属示意图

5. 芳香精油的化学成分分类　　芳香精油所含的每种化学成分都具有比较复杂的分子结构,经过科学实验分析,如气相色谱-质谱联用(GC—MS)测试,已被鉴定出的化合物共有15种之多,其中还有很多有待进一步检测确定。依据化学成分对芳香精油进行分类,可以帮助深入理解芳香精油的功效机理,进一步探索芳香精油的应用价值。根据化学成分的不同,芳香精油(图3-1-3)可按照以下方法进行分类:①根据碳骨架结构进行分类,可分单萜、倍半萜、双萜、三萜;②根据官能基团进行分类;③萜类的碳氢化合物自成一组,另一组即以"含氧"成分分类,包括醇、酯、醛、酮、酚、氧化物、内酯、香豆素、酚、醚。

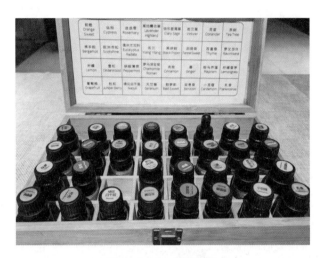

图 3-1-3　芳香精油

🔍 **任务准备**

(1) 芳香精油的实景图片或视频资料。
(2) 芳香精油实物。

任务实施

1. 课前预习　　收集学习材料,通过文献查找、阅读专业参考书、小组交流等方式进行。
收集内容:芳香精油的分类方法,重点收集整理挥发度的分类方法。

2. 课内学习　　通过课前学习资料收集、整理,对芳香精油的分类知识有了一定了解,课上经过教师讲解、分组讨论,学习芳香精油的分类。

精油分类
视频

(1) 讲授教学:学习者通过教师的讲授教学,逐渐理解和熟悉芳香精油的各种分类及其特点。

(2) 小组讨论:2~3个同学一组,在组长的组织和带领下根据芳香精油的分类介绍和教师讲解要点进行芳香精油分类辨识训练,经过反复多次练习,加深对芳香精油分类及其特点的理解和记忆。

3. 课后拓展　　通过对芳香精油分类及其特点进行反复练习,直至掌握,能对常用芳香精油进行分类,并能对其特点进行说明。

任务评价

(1) 分组评价:学习小组在演练过程中,教师、组间分别按照表 3-1-4 进行打分,各项叠加为最终得分。

表 3-1-4　精油分类测评表

评价指标	分值	内容要求	评分标准	实际得分
挥发度分类理解	20 分	挥发度特性(10 分)	能够准确描述高音油、中音油、低音油的特性	
		挥发度应用场景(10 分)	能够将高音油、中音油、低音油准确应用于不同场景精油调配	
植物部位来源分类应用	20 分	精油萃取部位(10 分)	能够准确识别不同植物精油萃取部位	
		不同部位对人体影响(10 分)	能够说出不同植物部位精油的对应人体系统和代表精油	
浓度分类知识	15 分	浓度分类(5 分)	能够准确区分 100% 纯精油和调配精油	
		浓度应用场景(10 分)	能够准确说明 100% 纯精油和调配精油的使用场景	
植物科属分类掌握	20 分	植物科属(10 分)	能够准确描述不同植物科属精油的主要功效	
		科属代表精油(10 分)	能够准确描述不同植物科属精油的代表精油	
化学成分分类理解	25 分	化学成分分类(10 分)	能够准确描述芳香精油的化学成分分类	
		化学成分影响(15 分)	能够准确描述芳香精油的化学成分分类对精油功效的影响	
总分	100 分			

(2) 想一想,练一练:请思考不同的芳香精油分类有什么特点。根据所学知识,对芳香疗法中常用的芳香精油(不少于 10 种)进行分类。

(3) 善总结,提建议:请对不同芳香精油的分类特点进行总结。除了按照教师教的方法练习以外,你还有什么好的想法或建议,可以帮助学习者更快地熟悉芳香精油分类及其特点?

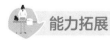 **能力拓展**

1. 能够熟练介绍芳香精油分类标准,说明常用芳香精油类型及其特点。
2. 能够对新学习者熟练地进行芳香精油分类训练。

知识链接

中医药视角下的芳香精油分类

1. **解表类**　具有发散风寒作用的芳香精油：姜、罗勒、广藿香、肉桂、茴香、安息香、檀香、茉莉、鼠尾草、天竺葵、百里香、薰衣草、迷迭香精油。具有发散风热作用的芳香精油：薄荷、尤加利、罗勒、佛手柑、杜松、薰衣草、迷迭香精油。具有清热作用的芳香精油：薄荷、洋甘菊、茶树、尤加利精油。具有清热泻火作用的芳香精油：薄荷、佛手柑、橙花、丝柏、茶树精油。具有清热燥湿作用的芳香精油：安息香、佛手柑、橙花、檀香、玫瑰、乳香、没药、茶树精油。具有清热解毒作用的芳香精油：尤加利、薄荷、丝柏、洋甘菊、柠檬、苦橙、茶树、薰衣草、天竺葵精油。

2. **祛风湿类**　具有祛风湿作用的芳香精油：生姜、杜松、天竺葵、百里香、洋甘菊（德）、迷迭香、肉桂、葡萄柚、罗勒、广藿香、茴香、丁香（苞）、檀香、丝柏精油。

3. **补虚类**　具有补虚作用的芳香精油：罗勒、安息香、黑胡椒、肉桂、丁香、姜、乳香、檀香、松针、杜松、迷迭香、茉莉、百里香、快乐鼠尾草精油。

4. **补阳类**　具有补阳作用的芳香精油：茉莉、玫瑰、依兰、薰衣草、檀香、茴香、迷迭香、马郁兰精油。

（张勇、唐正东）

任务二　精油调配

学习目标

1. 熟悉芳香精油调配浓度要求及注意事项。
2. 理解芳香精油调配原则。
3. 掌握芳香精油剂量换算、调配步骤及常用调配工具使用。
4. 具有严谨的学习态度、严格的无菌意识、良好的安全意识。

任务分析

在芳香精油调配的学习过程中，学习者往往会出现剂量换算不准，浓度要求不清，调配原则不明，调配步骤易混，工具使用不对及注意事项疏漏等。出现上述问题的主要原因有：①对芳香精油调配的基础掌握不牢，如剂量换算、浓度要求、注意事项；②对芳香精油调配流程和步骤的训练不够；③缺乏芳香精油调配经验。

因此，要学会芳香精油调配，为后续芳香精油使用打下良好基础，提升顾客芳香服务体验，学习者需要对芳香精油调配的基本知识十分熟悉，还要加强芳香精油调配训练，熟练掌握芳香精油调配步骤。此外,在教师的指导下,经过反复多次的实践训练,手脑并用,勤于思考,逐渐积累芳香精油调配经验,最终才能掌握芳香精油调配。

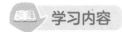 学习内容

1. 芳香精油剂量换算　对于纯单方精油,1 mL 约等于 25 滴精油。当确定复方精油的计划调配剂量后,可通过精油剂量换算公式,换算出加入的每种单方精油量。精油剂量换算公式如下:

$$1\,mL=25\,滴\quad 2\,mL=50\,滴$$
$$5\,mL=1\,茶匙\quad 10\,mL=1\,点心匙$$
$$30\,mL=1\,盎司$$

调配芳香精油时,通常可选择 3～5 种单方精油,并结合调理目的,混合使用。一般而言,在调配芳香精油时,芳香精油的滴数是指选用多种单方精油的总滴数。

2. 芳香精油调配浓度　芳香精油调配浓度是指基础油混合纯精油的百分比含量。调配具有理疗功效的复方精油时,最重要的是根据浓度计算芳香精油剂量。常规保健护理中,基础油与纯精油调配比例见表 3-2-1。

表 3-2-1　常规基础油与纯精油调配比例要求

浓度比例（%）	基础油（mL）	纯精油（滴）	纯精油（mL）	适用范围
0.5	100	12	0.5	适用于儿童
1	100	25	1	适用于面部保养
2	100	50	2	适用于成年女性身体保养
3	100	75	3	适用于成年男性或身材丰腴的女性身体保养
4	100	100	4	浓度较高,仅适用于敷压、局部泡浴、熏蒸等
5	100	125	5	浓度较高,仅适用于敷压、局部泡浴、熏蒸等

通常日常保健浓度以 3%～5% 为宜,以 3 个月持续使用为期限;若要处理较为紧急或短期需要较高剂量使用时,可将浓度调为 10%,但不可持续使用超过 2 周。孕妇、婴童需降低剂量,其浓度以 1%～3% 为宜。婴幼儿童的芳香精油调配比例请见表 3-2-2。

表 3-2-2　婴幼儿童的芳香精油调配比例

年龄	使用比例与方法
0～12 个月的婴儿	切不可将纯精油直接用于婴儿的面部。可在 10 mL 基础油中加入 1 滴较为安全的纯精油用于按摩;也可用牛奶或蜂蜜调和后泡浴
1～5 岁幼儿	在 10 mL 基础油中加入 2～3 滴纯精油用于按摩;也可加入 2～3 滴纯精油于 1 汤匙牛奶或蜂蜜中泡浴

（续表）

年龄	使用比例与方法
6～12岁儿童	以成人的二分之一剂量调配
12岁以上儿童	以不高于2%的成人剂量调配

3. 芳香精油调配原则　芳香精油调配主要是指在综合考虑顾客改善面部、身体或心理问题等实际需求的基础上，对单方精油和基础油进行合理选择和调配，实现芳香精油功效的过程。每一款单方精油功效各有特点，在芳香保健护理过程中，需要对多种单方精油进行调配使用，才能有效满足实际使用过程中复杂多样的要求。

复方精油调配不仅需要严格遵循相关原则，而且对调配者的经验提出了较高要求。复方精油的调配需考虑单方精油的选择、调配顺序、剂量大小等；此外，还需要结合顾客的具体身体情况、情绪变化、体质强弱、年龄大小及使用季节等因素进行综合考虑。芳香精油的具体调配原则如下。

（1）功效原则：复方精油调配以解决顾客实际问题为导向，满足顾客生理、心理层面调理需求。一般而言，单方精油常用于心理层面问题调理；复方精油常用于生理层面的调理。

（2）协同作用与拮抗作用：芳香精油的协同作用（或增效作用）是指性能类似、功效相近的精油经混合调配后，某一方面的功效作用增强。此外，调配后的复方精油还能显示多效性，能更好地满足实际使用过程中对功效多样的需要。芳香精油的拮抗作用是指配方中某些特定成分会对另外一种成分产生降低疗效的效果。

调配复方精油时，需要充分考虑多种单方精油的协同作用与拮抗作用，切不可随意调配。

（3）整体平衡原则：芳香精油调配需满足身心整体平衡的要求。多种芳香精油具有促进肌体恢复平衡，改善不适的作用。在调配复方精油的过程中，可依据中医"君臣佐使"的配伍原则，体现复方精油的整体性特点。此外，芳香精油与基础油的相互作用也应遵循整体平衡的原则。

4. 芳香精油调配注意事项

（1）容器要求：建议选用深棕色玻璃瓶。调配用的容器须经过严格的消毒程序，保证完全干燥、洁净，没有任何沉淀物或水迹，并专用。调配后，应用消毒棉片或纸巾及时将容器表面的精油擦拭干净。

（2）环境要求：调配精油时，要确保周围空气新鲜、通风良好，环境干净。避免芳香精油与空气长时间接触。

（3）品类要求：调配精油时，应核准精油产品名字，单方精油种类一般不少于3种，调配好的复方精油应放置24小时后再使用。此外，还需进行油品测试，确定精油滴数。

（4）配方要求：调配用量以够用为原则，通常面部调配量以5～10 mL为宜，每次使用1～2 mL；身体调配量以10～30 mL为宜，各部位使用5～8 mL。勿将新油与旧油混合使用。一般而言，小麦胚芽油能抑制腐臭物质滋生，在调和好的精油中加入10%小麦胚芽油，可有效延长调和油的使用期限。

（5）使用对象要求：高龄、低龄、体弱、神经紧张、孕妇及精油敏感等特殊人群，使用时必须谨遵注意事项。此外,使用时要考虑使用对象的整体生活状态、家庭、社会背景、心理及生理状况等因素。

（6）存放要求:调配好的精油应保存好,保存环境干燥,避免阳光照射,远离高温和火源。保存时勿将新油、旧油混合使用,以免降低精油品质。

5. 芳香精油调配步骤

（1）护理咨询:对顾客需求进行全面的了解,包括饮食习惯、运动状况、作息时间、有无病史、生育情况、体表特征、心理特征、身体状况、皮肤特点等。

（2）确定精油品类:根据顾客具体调理需求,列出适合的精油清单,从中选择 3～5 种单方精油和 2～3 种基础油。调配后的精油需要顾客试闻精油香气,保证调理后的精油香气使顾客感觉舒服。

（3）精油调配待用:①将量杯、量筒、玻璃棒、专用空瓶等进行消毒。②确定每种单方精油及基础油的用量。③将基础油按配方比例,倒入无菌的量杯（或量筒）中。④将每种单方精油按配方比例依次滴入盛装基础油的量具中,用玻璃棒搅拌或双手握杯（或筒）轻晃或搓滚,使精油与基础油充分混合。⑤把调好的精油倒入无菌的专用精油瓶中备用,并标注名称、功效和调配日期。调配好的精油应放置 24 小时后使用。完成信息档案填写。⑥根据顾客护理方案,确定护理项目、使用方法,进行芳香护理。

6. 芳香精油常用调配工具　在调配精油前,应准备的工具如下（图 3-2-1）。

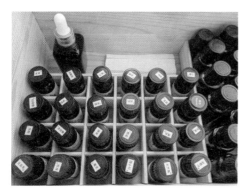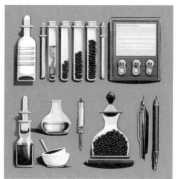

图 3-2-1　精油及常用调配工具示意图

（1）滴管:用于精确量取精油或基础油或液体类用料。

（2）精油瓶:选用深色的内塞的玻璃精油瓶,并根据调配的容量选择适合规格的精油瓶。常用的精油瓶规格为 5～500 mL,精油瓶选用一般以单次使用量为基础,综合考虑使用方法、疗程次数等因素,以保证适量调配,避免浪费。

（3）闻香纸:试闻精油香气用纸。在调配精油前,均要闻香确定精油香气程度。

（4）量具:有刻度的玻璃量具,用于量取基础油。常用的有量杯、量筒。刻度越精确越好。根据调配量,应选用适合的量具,减少调配过程中油品挂壁,避免浪费。

（5）调香棒:玻璃质地,用于将精油充分调匀。

（6）咖啡豆:缓解嗅觉疲劳,避免精油气味残留而影响闻油时对精油香气的判断力。

（7）标签:调配好精油后,需要在精油瓶身贴标签,注明名称、功效和调配日期。

（8）信息档案：用于记录精油调配过程中的各种信息。

7. 芳香精油调配训练要求　芳香精油调配不仅要求调配者对每一种芳香精油、基础油的功效、特点、使用注意事项等十分熟悉，还需要调配者能根据顾客的具体情况进行有针对性的调整。

芳香精油调配不仅是一个混合的调配过程，更需要调配者在整个调配过程中融入自己的爱心和情感，需要调配者全身心的投入（图 3-2-2）。因此，芳香精油调配训练切忌心浮气躁，需要调配者真正热爱芳香精油，全情投入，反复训练，不断积累经验，方可逐渐掌握芳香精油调配。

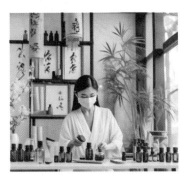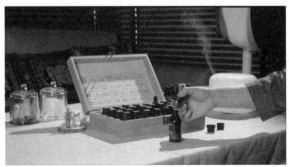

图 3-2-2　芳疗师调配精油

任务准备

（1）芳香精油调配相关图片或视频资料。

（2）芳香精油调配配方。

（3）芳香精油调配训练物品：芳香精油、基础油、滴管、精油瓶、闻香纸、量具、调香棒、咖啡豆、标签、信息档案。

任务实施

1. 教学示范　学习者在教师的示范下，按照芳香精油调配步骤进行训练。

芳香精油调配步骤：

第一步，根据顾客情况确定配方与浓度（图 3-2-3），选择适合的基础油 30 mL。

第二步，滴入配方中精油（图 3-2-4），精油一般为 3～4 种。

第三步，将复方精油混匀（图 3-2-5）。

2. 小组训练　2 个同学一组，进行角色扮演，互为顾客，进行芳香精油调配训练。注意调配过程中的相关要求。

3. 个人训练　根据教师给定的芳香精油调配方案，进行反复多次练习，逐渐掌握芳香精油调配的基本操作及注意事项。通过练习，积累经验，加深对芳香精油调配的理解。

精油调配
视频

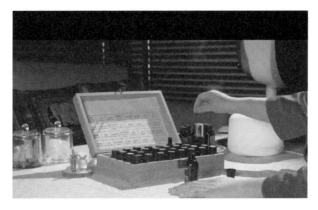

图 3-2-3 确定配方与浓度

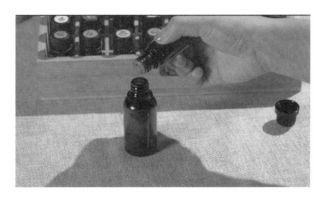

图 3-2-4 滴入精油

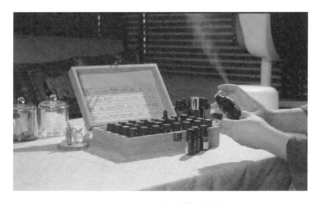

图 3-2-5 复方精油混匀

任务评价

（1）分组评价：以学习小组为单位，进行芳香精油调配训练，以自评、互评、教师评价方式评价学习效果。评价方式见表 3-2-3。

表 3-2-3　芳香精油调配测评表

评价指标	分值	内容要求	评分标准	实际得分
剂量换算	20 分	换算比例(10 分)	能够进行 1 mL＝25 滴换算	
		换算应用(10 分)	能根据计划调配剂量换算单方精油量	
调配浓度	20 分	调配浓度(20 分)	能够根据不同用途准确调配精油浓度	
调配原则	15 分	调配原则(15 分)	调配精油体现功效、协同、拮抗、整体平衡的原则	
调配步骤	30 分	工具选择及消毒(10 分)	能够正确选择所有调配工具 能够对调配工具进行合理消毒	
		确定精油种类及用量(10 分)	能够正确选择对应问题使用的精油 能够按照合理比例选择精油使用剂量或滴数	
		混合精油(10 分)	能够按照先基础油,再精油的顺序滴加 用玻璃棒搅拌或双手握杯(或筒)轻晃或搓滚,使精油与基础油充分混合	
注意事项	15 分	容器要求(2 分)	能够正确使用工具并保持整洁	
		环境要求(3 分)	能够在清洁环境下进行精油调配	
		品类要求(2 分)	能够核准精油产品名字,并进行测试	
		配方要求(3 分)	能够按照精油调配原则进行调配。调配用量以够用为原则,通常面部调配量以 5～10 mL 为宜,每次使用 1～2 mL;身体调配量以 10～30 mL 为宜,各部位使用 5～8 mL	
		适用对象要求(3 分)	高龄、低龄、体弱、神经紧张、孕妇及精油敏感等特殊人群,使用时必须谨遵注意事项	
		存放要求(2 分)	调配好的精油应妥善保存,保存环境干燥,避免阳光照射,远离高温和火源	
总分	100 分			

(2) 想一想,练一练:请思考芳香精油调配需要注意哪些方面。请根据所学知识,按照顾客实际需求,对芳香疗法中常用的芳香精油进行调配。

(3) 善总结,提建议:请对芳香精油调配过程中的操作要点进行总结。除了按照教师教的方法练习以外,你还有什么好的想法或建议,可以帮助更快地熟悉芳香精油调配?

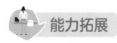 能力拓展

1. 能够掌握芳香精油的调配,根据芳香精油调配方案熟练进行芳香精油调配操作。
2. 能够对新学习者进行芳香精油调配训练。

(张勇、唐正东)

任务三　精油保存

学习目标

1. 掌握精油的保存要点及注意事项。
2. 熟悉各类精油的保存方法。
3. 具有良好的生活习惯、细心的职业素养。

任务分析

　　芳香美容可以给顾客带来情绪和身心上的放松,促进身心合一,现在越来越多的顾客购买精油,居家使用,所以正确保存精油的方法尤为重要。指导顾客掌握精油保存的流程、操作要点及注意事项是为顾客提供个性化芳香美容护理服务的基础。在保存精油的过程中,学习者往往会出现对保存流程不清、对具体保存方法不熟、基本要求不知、注意事项不明等。因此,要学会保存精油,掌握精油的特性及注意事项,学习者既要提高对精油保存重要性的认识,在思想上充分认识精油的宝贵之处,又要熟悉精油保存的具体操作规范,并在教师的指导下,经过认真刻苦的学习和反复多次训练,才能掌握精油的保存方法。

学习内容

　　1. 精油保存的影响因素

　　(1) 空气:暴露或长时间接触空气是导致精油变质最直接的原因。当一瓶精油用完后没有密封,就会破坏原有精油的有效成分,这通常被称为"精油氧化"。此反应会降低精油的浓度及功效。

　　(2) 水蒸气:精油虽然是油质,不溶于水,但是遇到潮湿的地方或有水的容器,水蒸气会让原本清澈的精油变浑浊,因为精油遇水蒸气易变质,所以推荐将精油置于阴凉、干燥处密封保存。

　　(3) 光线:精油多数是从植物中提取,大多数都含有叶绿素的成分,叶绿素极容易与光反应进行光合作用,所以应将精油装在深色的玻璃瓶中避光保存。

　　(4) 温度:精油怕高温,很多人会将精油放入冰箱中,但是频繁从冰箱中取出会造成温度的剧烈变化,影响精油的质量。精油最佳保存温度是25℃,过低的温度也会使精油的效果下降。因此建议将精油常温保存于木盒中,既可以保存精油的香气,又可以将精油的性能发挥到最佳。

　　2. 精油保存的期限　芳疗师应根据精油的特点及使用需求,正确保存芳香精油。

　　(1) 木质类精油:一般木质类精油、树脂类精油,以及广藿香精油,具有"美酒"般特性,越陈越香,年代越久越是珍贵,香味更加浓郁,效果出色。

（2）柑橘类精油：柑橘类精油拥有小清新般沁人心脾的气味，例如佛手柑精油。这类精油如果闻着没有清新、新鲜的气味，该精油可能已经变质。

（3）未开封的精油：一般未开封的纯精油可以保存3～10年，甚至更久。

（4）已开封的精油：已开封的精油，建议保存时间尽量不超过1年。

3. 精油保存的注意事项

（1）精油浓度较高，必须与媒介油调和使用。请在芳疗师指导下使用。

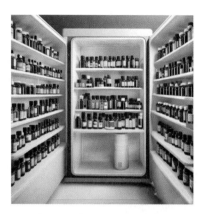

图3-3-1　恒温冰箱精油存放示意图

（2）薰衣草精油和茶树精油可以直接接触皮肤。其他精油请在芳疗师的指导下使用。

（3）避免用沾有精油的手揉眼。若不慎入眼，请立即用大量冷水冲洗。

（4）避免儿童及宠物直接接触精油，以防误服。

（5）避免孕妇自行使用精油。一般精油有通经效果，孕妇慎用。

（6）避免阳光直射。应储存在深色玻璃密封容器内。

（7）避免将精油放置在浴室、潮湿的环境中。

（8）避免将精油放置在厨房。精油需远离火源。

（9）避免将精油暴露在空气中，用后及时拧紧瓶盖，以免变质（图3-3-1）。

🔍 **任务准备**

（1）芳香精油图片或视频资料。

（2）芳香精油产品。

（3）精油保存训练物品：芳香精油、棕色密封玻璃瓶、小木盒。

👩 **任务实施**

精油保存
视频

1. **教学示范**　教师准备柠檬精油，进行闻香，讨论："若不注意保存，精油会怎么样？"

精油应保存于无菌的棕色玻璃瓶中，避免光线直射，避免环境潮湿，防止香气挥发，应将盛满精油的棕色玻璃瓶放置在小木盒中，达到理想保存状态。小木盒应放在阴凉干燥通风处，注意避免潮湿变质。

2. **小组训练**　2个同学一组，进行角色扮演，一个扮演顾客，另一个扮演芳疗师，芳疗师指导顾客进行精油保存训练。注意训练过程中的相关要求。

3. **个人训练**　根据教师给定的精油保存方案，进行反复多次练习，逐渐掌握精油保存训练的基本操作及注意事项。通过练习，逐渐熟悉精油保存操作流程及实施步骤。

👩 **任务评价**

（1）请描述精油保存的注意事项。

（2）结合所学知识，完成以下填空：

1）影响精油的保存因素有_____，_____，_____，_____。

2）精油最佳保存温度是_____。

3）建议已开封的精油使用时间不超过_____。

4）精油应放在棕色玻璃瓶中，目的是_____。

（3）请演示如何保存芳香精油。

（4）分组评价：以学习小组为单位，进行精油保存训练，并进行讲解，以自评、互评、教师评价方式评价学习效果。评价方式见表3-3-1。

表3-3-1　精油保存测评表

评价指标	分值	内容要求	评分标准	实际得分
不同影响因素	40分	空气影响（10分）	精油瓶在使用后能够及时拧紧瓶盖，防止空气进入	
		水蒸气影响（10分）	精油储存环境保持干燥，不潮湿	
		光线影响（10分）	精油存放在深色玻璃瓶中，避免光线直射	
		温度影响（10分）	精油储存在25℃左右的常温环境中	
不同类型精油保存	40分	木质类精油保存（10分）	木质类精油能够正确保存，保持其品质	
		柑橘类精油保存（10分）	柑橘类精油保持新鲜，无变质	
		未开封精油保存（10分）	未开封精油能够长期保存，品质稳定	
		已开封精油保存（10分）	已开封精油在建议时间内使用，品质稳定	
注意事项	20分	注意事项（20分）	在使用精油时能够严格遵守所有安全注意事项	
总分	100分			

（5）想一想，练一练：请思考如何保存芳香精油。

（6）善总结，提建议：请对芳香精油保存中的操作要点及注意事项进行总结。除了按照教师教的方法练习以外，你还有什么好的想法或建议？

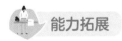 能力拓展

1. 能够熟练操作芳香精油保存的流程及相关要求，说明芳香精油保存特点。

2. 能够对新学习者熟练地进行芳香精油保存训练。

（赵嘉喆、唐正东）

项目四　芳香 SPA 美疗

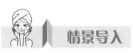

情景导入

　　通过芳香精油的合理调配,美容院将根据芳香服务方案,为张某提供包括芳香香薰、芳香水疗、芳香按摩在内的芳香基础服务。在开展芳香香薰、芳香水疗、芳香按摩服务时,如何进行相关操作? 有哪些注意事项呢?

任务一　芳香熏蒸调理

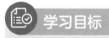 学习目标

　　1. 熟悉芳香熏蒸类型及特点。
　　2. 熟悉芳香熏蒸操作。
　　3. 尊重顾客,关注顾客的感受,增强芳香熏蒸操作的安全意识。

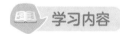 任务分析

　　在芳香熏蒸的学习过程中,学习者往往会出现使用不当、操作失误,甚至功效不清、对顾客需求不明等。出现上述问题的主要原因有:①芳香精油分类及调配掌握不牢;②对芳香熏蒸重视程度不足;③对顾客的需求理解不准;④缺乏足够的芳香熏蒸使用训练。因此,要学会芳香熏蒸,并能根据顾客需求合理使用芳香熏蒸,提供有效芳香服务,学习者需要对芳香精油分类及调配理解透彻,掌握牢固,还需要重视芳香熏蒸的学习,准确理解顾客的芳香服务需求,并在教师的指导下,经过多次认真的训练,加深对芳香熏蒸的理解,最终掌握芳香熏蒸。

学习内容

　　1. 芳香熏蒸方法
　　(1) 熏香法(图4-1-1):将芳香精油滴于熏灯或扩香器中,让香气挥发,可净化空气,增加空气中负氧离子含量,保护肺脏。熏香时可根据使用者偏好、空间情景及人数、功效作用等因素,综合选择芳香精油。熏香时,可选用单方精油或复方精油。

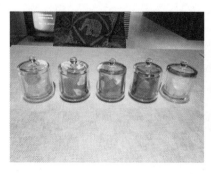
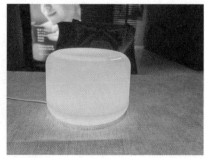

图4-1-1　芳香香薰

（2）蒸汽法（图4-1-2）：将芳香精油滴入热水中，利用水蒸气蒸面，可舒缓肌肤，提升肌肤自清洁力，具有软化角质及保湿的作用，还可改善呼吸系统。此外，在美容护肤中，可加入适合顾客肤质或满足其身心需要的芳香精油于美容喷雾仪中。

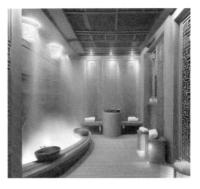

图4-1-2　芳香熏蒸

2. 芳香熏蒸训练要求　芳香熏蒸训练的前提是有效理解顾客需求，在开展芳香熏蒸的过程中，一定要以顾客作为芳香熏蒸的出发点，充分照顾顾客感受，理解顾客想法。因此，芳香熏蒸不仅是一个为顾客提供芳香服务和体验的过程，更需要使用者具有良好的沟通和表达能力，能与顾客进行有效交流，与顾客产生情感共鸣。

 任务准备

（1）芳香熏蒸相关图片或视频资料。
（2）芳香熏蒸训练物品：芳香精油、薰灯、热水。

任务实施

1. 芳香熏蒸训练教学示范
（1）熏香法：教师按照一定比例，将芳香精油滴于薰灯中，让香气挥发。
（2）蒸汽法：教师按照一定比例，将芳香精油滴入热水中，利用水蒸气蒸面。

2. 小组训练　2个同学一组，进行角色扮演，互为顾客，进行芳香熏蒸训练，注意使用过程中的相关要求。

3. 个人训练　根据教师给定的芳香熏蒸训练方案，进行反复多次练习，逐渐掌握芳香熏蒸过程中的注意事项。通过练习，积累经验，加深对芳香熏蒸的理解和加强对其的运用。

芳香熏蒸
视频

任务评价

（1）分组评价：以学习小组为单位，进行芳香熏蒸训练，以自评、互评、教师评价方式评价学习效果。评价方式见表4-1-1。

表4-1-1　芳香熏蒸测评表

评价指标	分值	内容要求	评分标准	实际得分
熏香法操作	40分	正确操作（20分）	能够正确地将芳香精油滴入薰灯中，并根据环境和顾客需求调整精油种类和滴数	
		合理选择精油（20分）	能够根据顾客偏好、空间情景及人数、功效作用等因素，综合选择适合的芳香精油	

(续表)

评价指标	分值	内容要求	评分标准	实际得分
蒸汽法操作	40分	正确操作(20分)	能够正确地将芳香精油滴入热水中,并利用水蒸气熏蒸	
		正确使用蒸汽法(20分)	能够正确地利用蒸汽法进行芳香熏蒸,达到舒缓肌肤、改善呼吸系统的效果	
注意事项掌握	20分	注意事项(20分)	能够完全掌握芳香熏蒸过程中的所有注意事项,确保操作安全有效	
总分	100分			

　　(2) 想一想,练一练:请思考芳香熏蒸操作过程中的常见问题有哪些。请根据所学知识,进行芳香熏蒸练习。

　　(3) 善总结,提建议:请对芳香熏蒸的操作要点进行总结。除了按照教师教的方法练习以外,你还有什么好的想法或建议可以更快地熟悉芳香熏蒸?

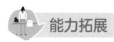 **能力拓展**

　　1. 能够熟练进行芳香香薰操作,说明芳香香薰特点。
　　2. 能够对新学习者进行芳香香薰训练。

(张勇、许珊珊)

任务二　芳香水疗调理

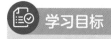 **学习目标**

　　1. 熟悉芳香水疗特点和操作步骤。
　　2. 具有精心照顾的服务意识和良好的沟通能力,增强芳香水疗操作的安全意识。

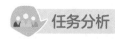 **任务分析**

　　在芳香水疗的学习过程中,学习者往往会出现使用不当、操作失误,甚至功效不清、对顾客需求不明等。出现上述问题的主要原因有:①芳香精油分类及调配掌握不牢;②对芳香水疗重视程度不足;③对顾客的需求理解不准;④缺乏足够的芳香水疗训练。因此,要学会芳香水疗,并能根据顾客需求合理使用芳香水疗,提供有效芳香服务,学习者需要对芳香精油分类及调配理解透彻,掌握牢固,还需要重视芳香水疗的学习,准确理解顾客的芳香服务需

求,并在教师的指导下,经过认真多次的训练,加深对芳香水疗的理解,最终掌握芳香水疗。

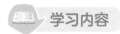 学习内容

1. 芳香水疗方法　芳香水疗是根据顾客调理需要,将芳香精油添加到个人洗护用品中,通过洗浴、泡浴、坐浴、沐足等方式,起到增加体香、改善肤质、促进循环、缓解疲劳等作用(图 4-2-1、图 4-2-2)。如将 6～8 滴芳香精油与全脂牛奶、蜂蜜或盐进行充分混合,用以泡浴、沐足;将 3～5 滴芳香精油加入沐浴露、洗发露中,用于洗浴;将 5～8 滴芳香精油加入热水中,用于坐浴等。

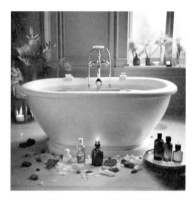 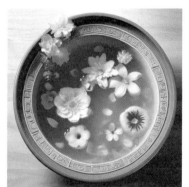

图 4-2-1　芳香泡浴　　　　　　图 4-2-2　芳香足浴

2. 芳香水疗训练要求　芳香水疗训练的前提是有效理解顾客需求,在开展芳香水疗的过程中,一定要以顾客作为芳香水疗的出发点,充分照顾顾客感受,理解顾客想法。因此,芳香水疗不仅是一个为顾客提供芳香服务和体验的过程,更需要使用者具有良好的沟通和表达能力,与顾客进行有效交流,与顾客产生情感共鸣。

任务准备

(1) 芳香水疗相关图片或视频资料。
(2) 芳香水疗训练物品:芳香精油、洗手液。

任务实施

1. 芳香水疗训练教学示范　教师按照一定比例,将芳香精油添加到洗手液中,洗手,祛除手上细菌,滋润手部皮肤。

芳香水疗
视频

2. 小组训练　2 个同学一组,进行角色扮演,互为顾客,进行芳香水疗训练,注意使用过程中的相关要求。

3. 个人训练　根据教师给定的芳香水疗训练方案,进行反复多次练习,逐渐掌握芳香水疗过程中的注意事项。通过练习,积累经验,加深对芳香水疗的理解和运用。

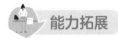任务评价

（1）分组评价：以学习小组为单位，进行芳香水疗训练，以自评、互评、教师评价方式评价学习效果。评价方式见表4-2-1。

表4-2-1　芳香水疗测评表

评价指标	分值	内容要求	评分标准	实际得分
芳香水疗知识掌握	40分	正确操作（20分）	能够详细解释芳香水疗的目的和作用，以及不同水疗方式的适用情况	
		合理选择精油（20分）	能够准确按照要求将芳香精油与洗护用品混合，如6～8滴精油与全脂牛奶、蜂蜜或盐混合，或3～5滴精油加入沐浴露、洗发露中	
操作技能	40分	正确混合（20分）	能够正确地将芳香精油与洗护用品混合，确保混合均匀	
		正确执行操作（20分）	能够正确执行沐足操作，确保安全和效果	
沟通与表达能力	20分	沟通表达（20分）	能够与顾客进行有效交流，产生情感共鸣，使顾客感到舒适和满意	
总分	100分			

（2）想一想，练一练：请思考芳香水疗操作过程中的常见问题有哪些。请根据所学知识，进行芳香水疗练习。

（3）善总结，提建议：请对芳香水疗的操作要点进行总结。除了按照教师教的方法练习以外，你还有什么好的想法或建议可以更快地熟悉芳香水疗？

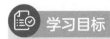能力拓展

1. 能够熟练进行芳香水疗操作，说明芳香水疗特点。
2. 能够对新学习者进行芳香水疗训练。

（张勇、朱艳）

任务三　芳香按摩调理

学习目标

1. 熟悉芳香按摩特点及操作流程。
2. 具有换位思考、精心照顾的服务意识。

任务分析

在芳香按摩的学习过程中,学习者往往会出现使用不当、操作失误,甚至功效不清、对顾客需求不明等。出现上述问题的主要原因有:①芳香精油分类及调配掌握不牢;②对芳香按摩服务意识重视程度不足;③对顾客的需求理解不准;④缺乏足够的芳香按摩训练。因此,要学会芳香按摩,并能根据顾客需求合理使用芳香按摩,提供有效芳香服务,学习者需要对芳香精油分类及调配理解透彻,掌握牢固,还需要重视芳香按摩的学习,准确理解顾客的芳香服务需求,并在教师的指导下,经过认真多次的训练,加深对芳香按摩的理解,最终才能掌握芳香按摩。

学习内容

1. 芳香按摩方法　芳香按摩是根据顾客养护需求、皮肤性质、身体情况等,将芳香精油与基础油按照一定比例调配均匀,通过特定的按摩手法,在头部、面部、身体等部位进行按摩(图 4-3-1)。使用基础油时,根据调配比例,混合使用。

芳香按摩具有促进血液循环,消除皮肤紧张,更新细胞,抵抗老化,改善生理不适等作用。芳香按摩在医疗康复、保健保养等方面也有广泛应用。

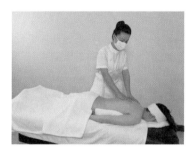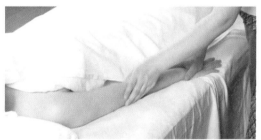

图 4-3-1　芳香按摩

2. 芳香按摩训练要求　芳香按摩的前提是有效理解顾客需求,在开展芳香按摩的过程中,一定要以顾客作为芳香按摩的出发点,充分照顾顾客感受,理解顾客想法。因此,芳香按摩不仅是一个为顾客提供芳香服务和体验的过程,更需要使用者具有良好的沟通和表达能力,与顾客进行有效交流,与顾客产生情感共鸣。

任务准备

(1)芳香按摩相关图片或视频资料。
(2)芳香按摩训练物品:芳香精油、基础油。

任务实施

1. 芳香按摩训练教学示范　教师按照一定比例,将芳香精油与基础油调配均匀,通过

芳香按摩
视频

手法按摩,对面部进行护理保养。

2. 小组训练　2个同学一组,进行角色扮演,互为顾客,进行芳香按摩训练。注意使用过程中的相关要求。

3. 个人训练　根据教师给定的芳香按摩训练方案,进行反复多次练习,逐渐掌握芳香按摩过程中的注意事项。通过练习,积累经验,加深对芳香按摩的理解和运用。

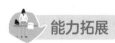 任务评价

(1) 分组评价:以学习小组为单位,进行芳香按摩训练,以自评、互评、教师评价方式评价学习效果。评价方式见表4-3-1。

表4-3-1　芳香按摩测评表

评价指标	分值	内容要求	评分标准	实际得分
芳香按摩知识掌握	40分	芳香按摩概念(20分)	能够准确说出芳香按摩概念	
		芳香按摩作用(20分)	能够准确说出芳香按摩作用	
芳香按摩基本技能	40分	安抚操作(20分)	能够正确地进行安抚操作	
		提拉操作(20分)	能够正确地进行提拉操作	
沟通与表达能力	20分	沟通表达(20分)	能够与顾客进行有效交流,产生情感共鸣,使顾客感到舒适和满意。	
总分	100分			

(2) 想一想,练一练:请思考芳香按摩操作过程中的常见问题有哪些。请根据所学知识,进行芳香按摩练习。

(3) 善总结,提建议:请对芳香按摩的操作要点进行总结。除了按照教师教的方法练习以外,你还有什么好的想法或建议可以更快熟悉芳香按摩?

能力拓展

1. 能够熟练进行芳香按摩操作,说明芳香按摩特点。
2. 能够对新学习者进行芳香按摩训练。

(张勇、朱艳)

模块三

芳香养颜方案制定

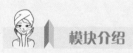 **模块介绍**

美容机构通过芳香精油可为不同类型皮肤提供个性化芳香美容护理服务。芳香养颜方案制定是美容机构开展芳香美容的重要组成。芳香养颜方案制定包括芳香美肤驻颜和芳香眼护美颜两部分,芳香美肤驻颜包含健康肤质保养、敏感皮肤调养、肌肤抗衰养护、痤疮皮肤调养、色斑皮肤调养,芳香眼护美颜包括黑眼圈护理、眼袋护理、眼纹护理,总计8个学习任务。通过学习,我们能够有效掌握芳香精油面部皮肤的基础护理流程,并能针对健康肤质、敏感皮肤、衰老皮肤、暗疮皮肤、色斑皮肤、黑眼圈、眼袋及眼纹皮肤特点,进行芳香精油选用,制定芳香护理方案,实施芳香护理。

项目五 芳香美肤驻颜

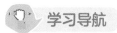学习导航

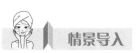情景导入

经过芳香基础服务后,张某对美容院提供的芳疗项目十分满意,由于最近工作太忙,经常熬夜加班,并长时间面对电脑,感觉面部皮肤发干,并产生了黄褐斑,希望通过芳香SPA馆的芳香养颜项目改善面部肌肤。芳香SPA馆该如何利用芳香精油为张某提供芳香养颜定制服务?如何进行干性皮肤保养?对皮肤的常见问题又该如何进行护理呢?

任务一　健康肤质保养

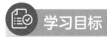 学习目标

1. 掌握健康肤质芳香护理流程。
2. 能根据顾客皮肤类型及需求制定个性化芳香美容护理方案。
3. 能按照芳香护理流程,耐心为正常肤质顾客进行规范操作。

任务分析

　　芳香美容需要芳疗师掌握健康肤质芳香护理流程、不同肤质精油选择及调配,根据顾客需求提供个性化芳香美容护理服务的基础。在健康肤质保养的学习过程中,学习者往往会出现对顾客皮肤不能进行有效护理,如精油选择不准确等。出现上述问题的主要原因包括:①不能正确地判断健康皮肤类型;②对具体护理流程掌握不准确;③缺乏对基础芳香护理的学习和训练不足。因此,学习者既要充分认识基础芳香护理重要性,又要熟悉基础芳香护理实施环节的具体操作规范,并在教师的指导下,经过认真刻苦地学习和反复多次训练,掌握对正常肤质进行有效护理、提高顾客舒适度。

学习内容

　　1. 顾客基本信息了解　芳疗师通过了解顾客基本情况,包括姓名、年龄、婚姻、职业、兴趣爱好、生活方式、健康状况、家族病史、近期情绪变化等内容;结合自身专业知识并借助检测仪器等手段,综合分析评估,并与顾客充分沟通,全面了解顾客信息及需求。结合"情景导入"中张某的介绍,完成信息收集,具体如表 5-1-1 所示。

表 5-1-1　顾客信息档案

芳疗师:　　　　　　　　　　　　　　　　　　　　日期:　年　月　日

顾客基本资料
顾客姓名:张某　性别:男　女√
职业:软件开发人员
年龄:32 岁
若未满 21 岁请注明:

详细家庭状况
婚姻状况:未婚　已婚√　离婚　其他
子女人数:　2　年龄:5 岁、12 岁
共同居住家庭人数:　4　成员:丈夫、2 子

（续表）

生活方式
抽烟：无　　喝酒：无　　节食：无、饮食较清淡
运动：很少，几乎没有
睡眠情况：10 点以后入睡，质量一般　　爱好/兴趣：无

病历（如有严重疾病请写明详细病历/手术）
以前：无
现在：无

是否有任何需要定期检查之疾病
如有，请提供详细说明：无

是否服用任何药物
请提供详细说明：无

以数字 1～10 量化其身体情况（数字越大，情况越差）
压力：6　轻松：5　情绪状态：多疑 7　体力状况：4

女性顾客
怀孕：无　上次经期：9 月 7 日　流产：无
避孕药：无　经前状态：每次提前 1～2 天，颜色正常，无血块　妇科问题：无

个案描述：
基本状态：面部患有黄褐斑，日常未认真清洁皮肤，使用过各类祛斑产品；作息无规律，经常熬夜加班，睡眠不充足；内分泌失调。
皮肤分析：肌肤暗黄，肤色不均，有黑头、黑眼圈、干纹、细纹，毛孔粗大，黑色素沉积；有较多黄褐色斑块，边界较清，形状多样，主要分布于眼眶附近和颧骨等处。

芳疗目标：
结合顾客皮肤状态及日常工作、生活情况分析，芳香美容护理目标包括：①改善皮肤色素沉着，减少皱纹产生；②减轻色斑和黄褐斑；③加强肌肤护理，使面部皮肤白皙，相貌娇美，更加自信。

2. 顾客皮肤分析　健康皮肤一般分为中性皮肤、干性皮肤、油性皮肤及混合性皮肤。

（1）中性皮肤：是健康理想的皮肤类型，皮脂腺、汗腺的分泌量适中。皮脂和水分经常保持平衡状态，皮肤既不干燥也不油腻，红润细腻而富有弹性，薄厚适中，毛孔较小，对外界刺激不敏感，皮肤 pH 值为 5～5.6，皮肤的含水量约为 25％。多见于青春期前的儿童。

（2）干性皮肤：皮脂分泌量少，表面几乎不泛油光，皮肤白皙，毛孔细小而不明显，皮肤较干燥。干性皮肤角质层含水量在 10％以下，pH 值为 4.5～5.0。干性皮肤可分为干性缺水和干性缺油，干性缺水皮肤多见于 35 岁以上及老年人，干性缺油皮肤多见于年轻人。

（3）油性皮肤：油性皮肤的皮脂腺分泌旺盛，毛孔粗大，肤质油腻光亮，肤色较深，纹理较粗糙，对外界的刺激不敏感，不易长皱纹，不易长斑，但容易长黑头粉刺，pH 值为 5.6～6.5。油性皮肤多见于青春期至 25 岁左右年轻人。

（4）混合性皮肤：混合性皮肤由两种或两种以上的皮肤类型组成，是一种最常见的皮肤类型。其中在 T 型区为油性皮肤，两颊为中性或者干性皮肤的类型又在混合性皮肤中最为常见。

3. 制定芳香美容护理方案　芳疗师根据顾客皮肤特点及具体需求，正确选用芳香精油，合理制定芳香美容护理方案。

（1）芳香疗程设计：芳疗师根据顾客需求、皮肤特点合理设计芳香护理计划。结合张某皮肤情况及芳香美容护理目标，进行如下疗程设计。

1）所需时间：5～7天一次，10～12次为一个疗程，每次45～60分钟。

2）护理内容：①清洁皮肤，使用洗面奶清理面部皮肤，扩张毛孔，更有利于皮肤清洁；②补充皮肤水分，使用护肤美容仪对面部进行细微的纳米水雾喷涂，为面部皮肤补充水分，促进皮肤细胞活化；③面部按摩，对面部皮肤施以穴位按摩，帮助皮肤吸收水分和营养物质，促进面部肌肉血液循环；④再次清洁皮肤，使用护肤美容仪对面部皮屑进行清洁，收缩毛孔；⑤营养皮肤，配合眼部按摩手法结合眼部护理，达到更好效果。

3）护理效果：①深层清洁；②补充营养成分；③收缩毛孔；④淡化黑色素；⑤补充水分；⑥修复受损细胞；⑦调理身体。

注意事项：在设计芳香疗程时，应综合考虑顾客实际情况，合理制定芳香疗程方案，并与顾客达成共识。具体疗程长短应以干性皮肤恢复自然健康状态为参照。需要注意的是，应在疗程设计中加入解答顾客疑问、促进顾客持续护理等环节。

（2）芳香精油选择。结合以上顾客情况，可选择的芳香精油如下。

1）单方精油：薰衣草、檀香、天竺葵、玫瑰、乳香、罗马洋甘菊、橙花、迷迭香等精油。

2）基础油：荷荷巴油、甜杏仁油、酪梨油、玫瑰果油等。

3）纯露：玫瑰纯露、橙花纯露、薰衣草纯露、天竺葵纯露等。

（3）芳香精油调配

1）玫瑰精油1滴＋檀香精油1滴＋罗马洋甘菊精油1滴＋橙花精油1滴＋10 mL荷荷芭油。

2）玫瑰精油2滴＋橙花精油2滴＋迷迭香精油1滴＋10 mL荷荷芭油。

3）玫瑰精油2滴＋乳香精油2滴＋香袭人薰衣草精油1滴＋10 mL荷荷芭油。

4）洋甘菊精油3滴＋天竺葵精油1滴＋荷荷芭油5 mL＋甜杏仁油5 mL。

5）橙花精油2滴＋乳香精油2滴＋10 mL玫瑰果油。

6）橙花精油5滴＋10 mL玫瑰果油。

（4）操作手法选择。进行芳疗操作手法时，芳疗师身体放松，让顾客了解芳疗手法操作是属于整体操作，是顾客与芳疗师之间的交流。芳疗师在顾客的脸部运用舒缓、安抚的手法操作，给予顾客情绪上舒适的感受，包括放松、信赖、支持、安抚、快乐、平衡及价值感。

芳疗操作手法的目标包括：①给予顾客安全感，安抚、放松顾客的紧张的情绪；②给予顾客完整的身体护理，使身心合一；③给予顾客持续性的、流畅的按摩体验，恢复肌肤活力。

常见芳香操作手法包括：指压按摩法、淋巴按摩法、肌肉按摩法。

（5）芳香疗程确定。在芳香疗程设计过程中，与顾客积极沟通，及时记录各项沟通内容，并对芳香疗程进行合理调整，获得顾客确认签字。

4. 健康肤质芳香护理方案实施

（1）护理准备。按照芳香护理方案，参照芳香疗法按摩室的布置要求，准备相应的芳香精油、基础油、纯露、熏香设备、温油台、辅助按摩器等。其他护理准备，如按摩床、按摩油、计时器、挂衣架、毛巾、枕头、灯光、温度计、椅子、风景画、饮用水、纸屑筒等。

（2）护理流程。

1）芳香清洁。芳香清洁可清除皮肤表面灰尘污垢、化妆品残留、皮肤分泌物及代谢物，调节皮肤 pH 值，促进皮肤新陈代谢，增强皮肤吸收。芳香清洁是进行芳香护肤的基础，具体操作步骤如下。

卸妆：可有效卸除面部彩妆（如粉底、眼影、睫毛膏、唇膏等）及皮肤污垢，降低传统卸妆产品中化学成分对皮肤的刺激，利于保护皮脂膜。一般根据皮肤性质选用合适的芳香基础油进行芳香卸妆，通常芳香基础油用量为 3～5 mL/次。可根据面部皮肤的不同情况，选择芳香基础油：如眼部皮肤薄嫩，可选用甜杏仁油；干性（或老化）皮肤可选用荷荷巴油与玫瑰果油的混合基础油。对基础油进行混合使用时，按照基础油的常用调配比例进行调配。

洁面：根据顾客皮肤特点及身体状态，将合适的芳香精油与面部洁肤产品混合使用。通常按照洁面产品 10 g 添加 1 滴芳香精油的比例进行调配。

敷面：将 4～6 滴芳香精油滴入 1000～1500 mL 温热水中，将毛巾浸湿，并进行敷面的面部护理，是开展芳香面部护理十分重要的环节。芳香敷面主要是利用水的温度及芳香精油的挥发性，促进肺部有氧循环，增强皮肤血液循环，促进皮肤吸收，加快皮肤新陈代谢；可有效软化、祛除老化表皮的角质层，深层清洁皮肤毛孔，防止毛孔堵塞，并起到舒缓皮肤的作用。进行芳香敷面时，将毛巾覆盖面部，并露出鼻孔便于顾客自然吸闻芳香精油。芳疗师根据顾客呼吸频率，用双手紧贴毛巾，由上至下按压面部直至毛巾冷却，取走毛巾。以上步骤重复 3～6 次。操作手法应轻柔、快速，敷面时由上至下，取走毛巾时由下至上。

爽肤：使用符合肤质的芳香纯露进行芳香爽肤，可调节皮肤 pH 值，补充皮肤水分，利于皮肤吸收营养，减缓皮肤衰老，修复受损皮肤，并对问题皮肤起到一定改善作用。芳香纯露具有与芳香精油类似的效果，如薰衣草纯露可改善皮肤暗疮及炎症；玫瑰纯露可增强皮肤锁水能力，具有一定收敛作用，适合中性到干性、敏感、暗沉皮肤。芳香爽肤一般包括 3 种方式。①棉片浸润：将芳香纯露均匀喷洒在化妆棉片上，将棉片按压面部肌肤直至吸收；②喷洒吸收：将芳香纯露置于喷雾瓶内，喷雾瓶与面部保持 10～15 cm 距离，将芳香纯露均匀喷洒于面部，然后轻轻按压直至吸收。此法还可用于妆面定妆及皮肤补水。③指压点按：将芳香纯露均匀喷洒或涂抹于面部，根据皮肤实际情况使用美容专业按摩手法中的按法、点法、拍法，直至皮肤吸收。

2）芳香按摩。

第一步，清洁好顾客面部后，双手上油，把油展匀（图 5-1-1）。

第二步，开穴，双手同时依次点头维、印堂、攒竹、鱼腰、丝竹空、太阳、巨髎、迎香、地仓、承浆、耳门、听宫、听会、翳风穴（图 5-1-2）。

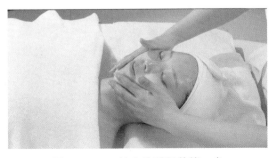 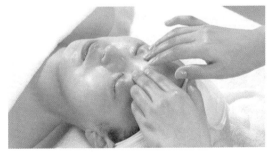

图 5-1-1 健康肤质保养第一步   图 5-1-2 健康肤质保养第二步

第三步,双手美容指同时在脸颊处,由内向外向上打圈2~3遍(图5-1-3)。

第四步,双手食指轻摩唇周2~3遍(图5-1-4)。

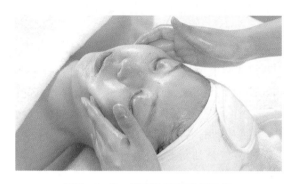

图5-1-3　健康肤质保养第三步

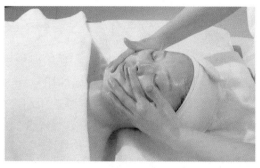

图5-1-4　健康肤质保养第四步

第五步,双手美容指在鼻翼处向上打圈,在鼻背上下拉抹,向上用力,向下不用力(图5-1-5)。

第六步,安抚眼部,双手食中指交替拉抹眉头(图5-1-6)。

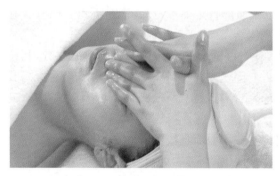

图5-1-5　健康肤质保养第五步

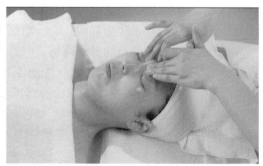

图5-1-6　健康肤质保养第六步

第七步,双手美容指交替在眼部画大"8"字,2~3遍(图5-1-7)。

第八步,双手美容指在太阳穴处画小"8"字(图5-1-8)。

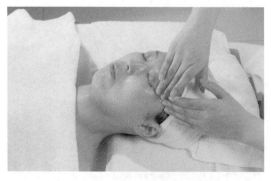

图5-1-7　健康肤质保养第七步

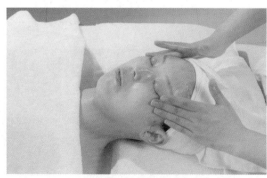

图5-1-8　健康肤质保养第八步

第九步,双手美容指在额头从左往右画"Z"字(图5-1-9)。

第十步,双手美容指在额头处向上打圈(图5-1-10)。

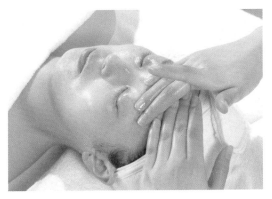

图5-1-9　健康肤质保养第九步

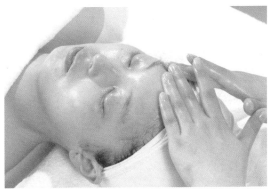

图5-1-10　健康肤质保养第十步

第十一步,全脸安抚,结束(图5-1-11)。

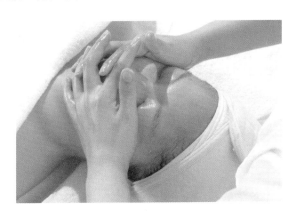

图5-1-11　健康肤质保养第十一步

3)芳香敷面膜。

4)芳香润肤。

5)结束告知。经过芳香清洁、芳香按摩、芳香敷面膜、芳香润肤系列操作后,轻柔唤醒顾客,依次松开头巾、胸巾,服务顾客换装、整理头发,结束面部皮肤基础芳香保养流程,并询问顾客感受,增进与顾客间的感情交流。

6)健康肤质保养训练要求。健康肤质保养不仅要求芳疗师对保养流程的每一个环节、具体实施操作、相关注意事项等十分熟悉,还需要芳疗师能根据顾客的具体实际情况进行有针对性的调整。

健康肤质保养不仅是为面部皮肤提供芳香精油护理的过程,更需要芳疗师在整个护理过程中以顾客作为芳香保养服务开展的出发点,充分理解顾客需求,能与顾客进行有效交流,提升顾客的芳疗保养服务体验。

(3)效果反馈。护理结束后,芳疗师根据疗程设计中的记录内容作为护理效果的依据,运用前后照进对比等,让顾客确认护理效果;并将护理过程中发现的问题及时与顾客进行沟通交流,增强顾客自我保健意识,鼓励顾客按照疗程坚持护理。此外,芳疗师还应完善顾客档案,及时记录本次护理后顾客身心感受及发现的问题,为顾客提供居家护理建议,保障护理效果。最后,芳疗师应与顾客预约下次护理时间,确认服务提醒方式(电话、短信或其他),并请顾客签名确认。

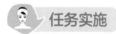 **任务准备**

(1) 健康肤质保养的图片或视频资料。
(2) 健康肤质保养方案案例。
(3) 健康肤质保养训练物品:芳香精油、基础油、芳香纯露、棉片、棉签、洗面奶、润肤霜、面膜粉、面膜啫喱、面霜、压缩面膜、器皿、玻璃棒、量勺、面膜碗、调膜棒、毛巾、蒸馏水、喷雾器。

 任务实施

1. **教师教学示范**　面部皮肤芳香护理流程如图 5-1-12 所示。

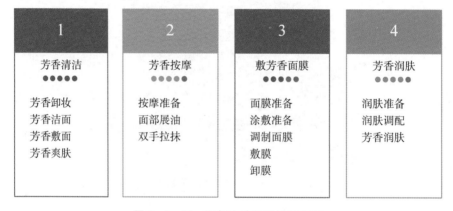

图 5-1-12　面部皮肤芳香护理流程

健康肤质
保养视频

2. **小组训练**　2 个同学一组,进行角色扮演,互为顾客,进行芳香护理训练。注意训练过程中的相关要求。
3. **个人训练**　根据教师给定的芳香护理方案,进行反复多次练习,逐渐掌握芳香护理训练的基本操作及注意事项。通过练习,逐渐熟悉芳香护理操作流程及实施步骤。

任务评价

(1) 分组评价:学习小组在演练过程中,教师、组间分别按照表 5-1-2 进行打分,各项叠加为最终得分。

表 5-1-2 健康肤质保养测评表

评价指标	分值	内容要求	评分标准	实际得分
专业准备与沟通	20分	卫生与着装（5分）	芳疗师穿戴整洁,符合专业卫生要求; 双手洁净,使用前已消毒	
		精油与工具准备(5分)	所需精油种类齐全,调配比例正确; 按摩工具干净,无损坏	
		专业知识与沟通(10分)	对顾客肤质有准确判断; 解答顾客疑问清晰、专业; 调理前充分沟通,了解顾客需求与禁忌	
调理过程评估	50分	手法技巧（20分）	手法熟练,力度适中,无不适感; 根据肤质问题,采用适宜的按摩手法和精油配方	
		操作规范性（15分）	操作步骤清晰,无遗漏或多余动作; 按摩顺序合理,时间控制得当; 按摩过程中保持专注,与顾客有良性互动	
		顾客反馈（15分）	顾客在调理过程中感觉舒适,无疼痛或不适感; 顾客对芳疗师的手法、态度表示满意	
效果评估与后续建议	20分	即时效果（10分）	顾客在接受调理后,感觉皮肤放松,精神状态有所提升; 皮肤问题有所缓解	
		后续建议（10分）	根据顾客皮肤调理效果,提供个性化的后续调养建议; 建议内容具体、可行,包括饮食、运动、生活习惯等方面的指导	
整体印象与顾客满意度	10分	整体印象（5分）	调理环境整洁、舒适,氛围温馨; 芳疗师态度亲切、专业,服务周到	
		顾客满意度（5分）	顾客对本次调理的整体体验表示满意或非常满意; 愿意再次接受该芳疗师的服务或推荐给他人	
总分	100分			

（2）想一想,练一练:请思考适合中性皮肤、干性皮肤、油性皮肤、混合性皮肤的芳香精油有哪些。

（3）善总结,提建议:请对健康皮肤基础芳香护理流程中的操作要点及注意事项进行总结。除了按照教师教的方法练习以外,你还有什么好的想法或建议可以更快地熟悉健康皮肤保养流程及要求?

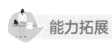 能力拓展

熟练介绍健康皮肤保养操作流程及相关要求,说明健康皮肤保养特点。

（张勇、朱艳）

任务二　敏感皮肤调养

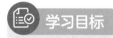 学习目标

1. 掌握敏感皮肤判断及精油选择。
2. 能根据敏感皮肤特点及顾客需求制定个性化芳香护理方案。
3. 能按照芳香护理流程,耐心为敏感肤质顾客进行规范操作。

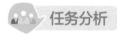 任务分析

在敏感皮肤调养的学习过程中,学习者往往会出现对敏感肌肤认识不清、精油选择不当等。出现问题的原因除了正常肤质保养学习中所列出的原因外,还缺乏敏感皮肤调养经验。因此,要学会敏感皮肤调养,掌握敏感皮肤调养的芳疗护理,学习者除了要按照正常肤质保养学习中所列措施加强改进外,还需要在教师的指导下,积极开展敏感皮肤调养护理,不断积累经验,加深对敏感皮肤调养的认识和运用。

学习内容

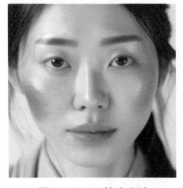

图 5-2-1　敏感皮肤

1. **敏感皮肤辨识**　面部敏感性皮肤是指皮肤较薄,面颊及上眼睑处可见微细的毛细血管,对外界如花粉、灰尘、化妆品中的某些成分等刺激易出现过强反应性,产生不同程度的瘙痒、灼热、疼痛、红斑、丘疹、水疱甚至水肿、糜烂或渗出等症状。

由于皮肤细胞受损而使皮肤的免疫力下降,角质层变薄导致皮肤滋润度不够,皮肤的屏障功能过于薄弱,无法抵御外界刺激,皮肤的神经纤维由于受到外界刺激处于过度亢奋状态,皮肤产生泛红、发热、瘙痒、刺痛、红疹等不适现象。

2. **适合敏感皮肤芳香精油**
(1) 单方精油:薰衣草、洋甘菊、玫瑰、橙花、檀香、尤加利、丝柏、茉莉等精油。
(2) 基础油:荷荷巴油、甜杏仁油、月见草油等。
(3) 芳香精油复配。
1) 薰衣草精油 2 滴＋罗马洋甘菊精油 1 滴＋10 mL 甜杏仁油。
2) 玫瑰精油 1 滴＋罗马洋甘菊精油 1 滴＋10 mL 甜杏仁油。
3) 罗马洋甘菊精油 2 滴＋薰衣草精油 1 滴＋橙花精油 1 滴＋10 mL 荷荷芭油。

4）罗马洋甘菊精油2滴＋香袭人薰衣草精油1滴＋檀香精油1滴＋甜杏仁油10 mL。

5）薰衣草精油2滴＋橙花精油2滴＋尤加利精油1滴＋甜杏仁油10 mL。

6）德国洋甘菊精油2滴＋香袭人薰衣草精油2滴＋丝柏精油1滴＋橙花精油1滴＋10 mL荷荷芭油。

7）洋甘菊精油3滴＋茉莉精油2滴＋甜杏仁油7 mL＋月见草油3 mL。

8）洋甘菊精油5滴＋橙花精油3滴＋玫瑰精油2滴＋无香乳液50 mL。

敏感皮肤疗程所需时间：2～3天一次，10～12次为一个疗程，每次25～45分钟。

注意事项：选用芳香精油进行敏感皮肤调养，不仅要分析皮肤表层问题，还应思考身体及情绪状况对皮肤的影响。在综合考虑各种影响因素的基础上，合理选择芳香精油、基础油、芳香纯露和洗面奶、润肤露、面膜等护肤产品，并按照一定比例调配，参照健康肤质保养流程进行敏感皮肤调养。

🔍 任务准备

（1）适合敏感皮肤的芳香精油相关图片或视频资料。

（2）敏感皮肤调养方案案例。

（3）敏感皮肤调养训练物品（参见"任务一健康肤质保养"的任务准备）。

👩 任务实施

将适合敏感皮肤的芳香精油按比例进行调配后，根据实际使用情况加入相应卸妆油、化妆水、洗面奶、润肤霜、面膜中，按照正常肤质保养流程进行敏感皮肤调养，具体操作如下。

第一步，展油（图5-2-2）。

第二步，全面部安抚（图5-2-3）。

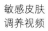

敏感皮肤
调养视频

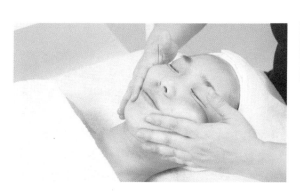
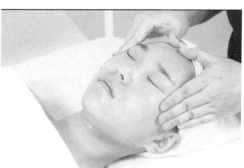

图5-2-2 敏感皮肤调养第一步　　　图5-2-3 敏感皮肤调养第二步

第三步，点按印堂、额中、神庭穴、发际线到太阳穴，此步骤操作3遍（图5-2-4）。

第四步,点按印堂、攒竹、鱼腰、丝竹空、瞳子髎、球后、承泣、四白、晴明穴,此步骤操作3遍(图5-2-5)。

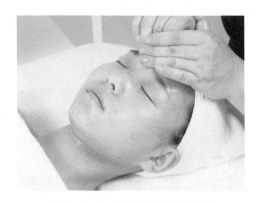

图5-2-4　敏感皮肤调养第三步

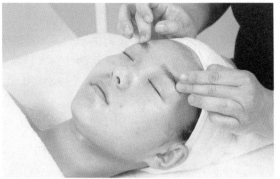

图5-2-5　敏感皮肤调养第四步

第五步,点按迎香、巨髎、颧髎、下关、听宫穴,此步骤操作3遍(图5-2-6)。

第六步,点按地仓、承浆、人中、颊车、听会穴,此步骤操作3遍(图5-2-7)。

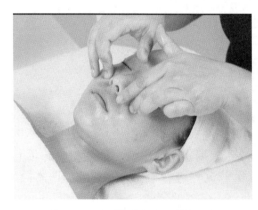

图5-2-6　敏感皮肤调养第五步

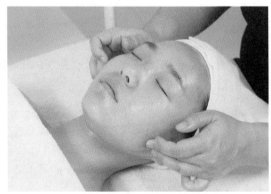

图5-2-7　敏感皮肤调养第六步

第七步,四指点按下颌骨内侧至耳后翳风穴,此步骤操作3遍(图5-2-8)。

第八步,全脸安抚,点按太阳穴,操作结束(图5-2-9)。

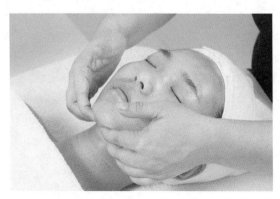

图5-2-8　敏感皮肤调养第七步

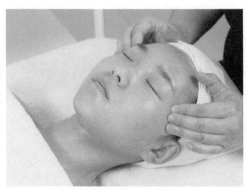

图5-2-9　敏感皮肤调养第八步

注意事项：用芳香疗法调养敏感皮肤时，芳香精油的用量可适当减少，待皮肤逐渐适应芳香精油后，再调高用量。按摩手法要轻柔，不可用力过大、过猛按摩皮肤。皮肤敏感状况比较严重时，不可按摩。若顾客之前有皮肤潮红、干燥、脱屑、红疹等问题，在使用芳香护理后改善，但需要一定的时间，要事先告知顾客，避免造成顾客情绪紧张，影响调养效果。

任务评价

（1）分组评价：学习小组在演练过程中，教师、组间分别按照表5-2-1进行打分，各项叠加为最终得分。

表5-2-1　敏感肤质保养测评表

评价指标	分值	内容要求	评分标准	实际得分
专业准备与沟通	20分	卫生与着装（5分）	芳疗师穿戴整洁，符合专业卫生要求； 双手洁净，使用前已消毒	
		精油与工具准备（5分）	所需精油种类齐全，调配比例正确； 按摩工具干净，无损坏	
		专业知识与沟通（10分）	对顾客肤质有准确判断； 解答顾客疑问清晰、专业； 调理前充分沟通，了解顾客需求与禁忌	
调理过程评估	50分	手法技巧（20分）	手法熟练，力度适中，无不适感； 根据肤质问题，采用适宜的按摩手法和精油配方	
		操作规范性（15分）	操作步骤清晰，无遗漏或多余动作； 按摩顺序合理，时间控制得当； 按摩过程中保持专注，与顾客有良好互动	
		顾客反馈（15分）	顾客在调理过程中感觉舒适，无疼痛或不适感； 顾客对芳疗师的手法、态度表示满意	
效果评估与后续建议	20分	即时效果（10分）	顾客在接受调理后，感觉皮肤放松，精神状态有所提升； 皮肤问题有所缓解	
		后续建议（10分）	根据顾客皮肤调理效果，提供个性化的后续调养建议； 建议内容具体、可行，包括饮食、运动、生活习惯等方面的指导	
整体印象与顾客满意度	10分	整体印象（5分）	调理环境整洁、舒适，氛围温馨； 芳疗师态度亲切、专业，服务周到	
		顾客满意度（5分）	顾客对本次调理的整体体验表示满意或非常满意； 愿意再次接受该芳疗师的服务或推荐给他人	
总分	100分			

（2）想一想，练一练：请思考哪类人群易出现皮肤敏感。请根据所学知识，进行敏感皮肤辨识练习。

（3）善总结，提建议：请对敏感皮肤调养操作要点进行总结。除了按照教师教的方法练习以外，你还有什么好的想法或建议更快地熟悉敏感皮肤调养流程及要求？

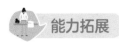 能力拓展

熟练介绍敏感皮肤调养操作流程及相关要求，说明敏感皮肤调养特点。

（张勇、朱艳）

任务三　肌肤抗衰养护

学习目标

1. 掌握衰老皮肤特点及精油选择。
2. 能根据衰老皮肤特点及顾客需求制定个性化芳香护理方案。
3. 能按照芳香护理流程，耐心为衰老肤质顾客分析养护效果并进行规范操作。

任务分析

在肌肤抗衰养护的学习过程中，学习者往往会出现对衰老肌肤认识不清、精油选择不当等。出现问题的原因除了正常肤质保养学习中所列出的原因外，还缺乏肌肤抗衰养护经验。因此，要学会肌肤抗衰养护，掌握肌肤抗衰养护的芳疗护理，学习者除了要对健康肤质保养学习中所列措施加强改进外，还需要在教师的指导下，积极开展肌肤抗衰养护护理，不断积累经验，加深对肌肤抗衰养护的认识和运用。

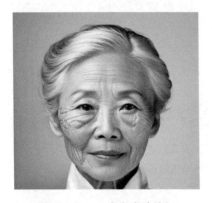

图5-3-1　衰老皮肤特征

学习内容

1. 衰老皮肤辨识　人体皮肤老化是指皮肤在外源性或内源性因素的影响下引起皮肤外部形态、内部结构和功能衰退等现象。

衰老皮肤的特征：肌肤组织功能减退，弹性减弱，无光泽，皮下组织减少、变薄，皮肤松弛、下垂，皱纹增多，色素增多等（图5-3-1）。

2. 适合衰老皮肤的芳香精油

（1）单方精油：橙花、薰衣草、乳香、檀香、胡萝卜籽、

柠檬、迷迭香、天竺葵、玫瑰、肉桂、甜橙、茴香、广藿香、茉莉、依兰、岩兰草、檀香木、洋甘菊等精油。

（2）基础油：橄榄油、玫瑰果油、荷荷芭油、芦荟油、葡萄籽油等。

（3）芳香精油复配。

1）薰衣草精油2滴＋乳香精油3滴＋10 mL甜杏仁油。

2）玫瑰精油2滴＋肉桂精油1滴＋橄榄油10 mL。

3）乳香精油1滴＋肉桂精油1滴＋香袭人玫瑰精油1滴＋橄榄油10 mL。

4）乳香精油5滴＋天竺葵精油3滴＋甜橙精油3滴＋玫瑰精油2滴＋玫瑰果油25 mL。

5）茴香精油4滴＋乳香精油4滴＋薰衣草精油3滴＋橙花精油2滴＋玫瑰果油25 mL。

6）甜橙精油6滴＋乳香精油4滴＋天竺葵精油3滴＋玫瑰果油25 mL。

7）乳香精油15滴＋广藿香精油5滴＋玫瑰精油1滴＋芦荟乳霜50 g。

8）玫瑰精油3滴＋肉桂精油1滴＋茉莉精油1滴＋橄榄油10 mL。

9）玫瑰精油2滴＋檀香精油1滴＋天竺葵精油1滴＋依兰精油1滴＋荷荷芭油7 mL＋玫瑰果油3 mL。

10）乳香精油2滴＋岩兰草精油1滴＋檀香木精油1滴＋橄榄油10 mL。

11）玫瑰精油2滴＋檀香精油1滴＋乳香精油1滴＋橙花精油1滴＋荷荷芭油5 mL＋芦荟油5 mL（活化细胞）。

12）玫瑰精油2滴＋迷迭香精油2滴＋洋甘菊精油1滴＋香袭人薰衣草精油1滴＋葡萄籽油10 mL（一般肤质）。

13）玫瑰精油2滴＋迷迭香精油1滴＋洋甘菊精油2滴＋薰衣草精油1滴＋葡萄籽油10 mL（敏感肤质）。

抗衰皮肤疗程所需时间：2～3天一次，10～12次为一个疗程，每次45～60分钟。

注意事项：选用芳香精油进行肌肤抗衰调养时，不仅要分析皮肤表层问题，还应思考年龄、皮肤结构、顾客常用护肤方法对皮肤衰老的影响。在综合考虑各种影响因素的基础上，合理选择芳香精油、基础油、芳香纯露和洗面奶、润肤露、面膜等护肤产品，并按照一定比例调配，参照健康肤质保养流程进行皮肤抗衰调养，芳香按摩需要强化抗衰。

任务准备

（1）适合衰老皮肤的芳香精油相关图片或视频资料。

（2）肌肤抗衰养护方案案例。

（3）肌肤抗衰养护训练物品（参见"任务一 健康肤质保养"的任务准备）。

肌肤抗衰
养护视频

任务实施

将适合衰老皮肤的芳香精油按比例进行调配后,根据实际使用情况加入相应卸妆油、化妆水、洗面奶、润肤霜、面膜中,具体操作如下。

第一步,清洁好顾客面部后,双手上油,把油展匀(图5-3-2)。

第二步,从面部一侧开始,双掌交替由颈部向上分段提拉至额头后,左手按压额头,右手上提下巴,另一侧同样(图5-3-3)。

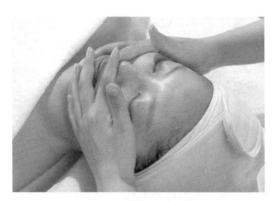

图5-3-2　肌肤抗衰养护第一步

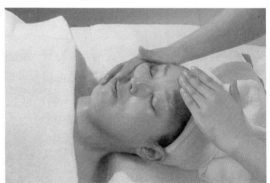

图5-3-3　肌肤抗衰养护第二步

第三步,双手拇指与食指从下巴沿下颌推至耳后(图5-3-4)。

第四步,双手拇指同时向上提3次嘴角后,弹1次脸颊(图5-3-5)。

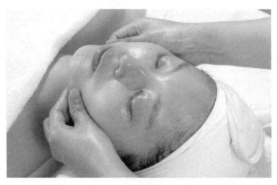

图5-3-4　肌肤抗衰养护第三步

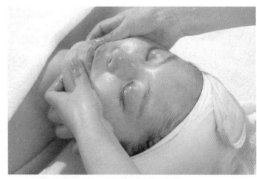

图5-3-5　肌肤抗衰养护第四步

第五步,双手美容指在左脸颊处先交替向上提拉,再同时向上打圈,另一侧同样(图5-3-6)。

第六步,双手弹拨面颊,先左后右,再同时弹拨两侧(图5-3-7)。

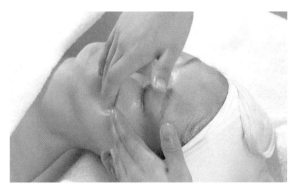

图 5-3-6　肌肤抗衰养护第五步

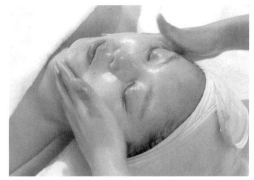

图 5-3-7　肌肤抗衰养护第六步

第七步,双手中指提法令纹,向上用力,向下不用力(图 5-3-8)。

第八步,安抚眼部,双手食中指交替拉抹眉头(图 5-3-9)。

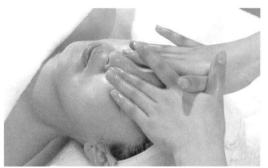

图 5-3-8　肌肤抗衰养护第七步

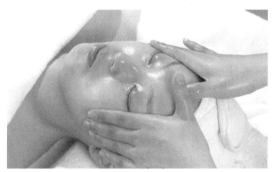

图 5-3-9　肌肤抗衰养护第八步

第九步,双手美容指交替在眼部画大"8"字 2～3 遍(图 5-3-10)。

第十步,双手拇指上提眉心后,顺眉弓滑至太阳穴,揉太阳穴,双手掌顺势按压额头
(图 5-3-11)。

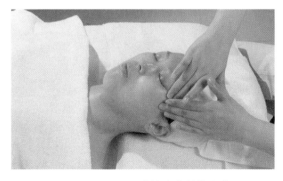

图 5-3-10　肌肤抗衰养护第九步

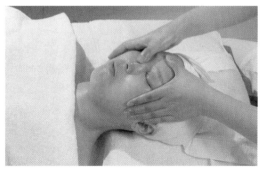

图 5-3-11　肌肤抗衰养护第十步

第十一步,双手掌从左到右向上提拉额头,全脸安抚结束(图 5-3-12)。

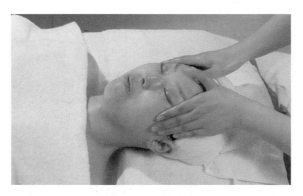

图 5-3-12　肌肤抗衰养护第十一步

注意事项:用芳香疗法进行肌肤抗衰调养时,芳香精油的用量应根据年龄、皮肤生理状况进行适当调整。为让皮肤更好地吸收芳香精油,按摩手法保证轻柔的同时,可适当增加提拉等手法,促进芳香精油吸收。肌肤若出现衰老(肤色暗沉、皱纹、细纹),应积极与顾客保持有效沟通,告知顾客需要居家使用的芳香精油,积极配合芳香护理开展,合理满足顾客肌肤抗衰需要。

任务评价

（1）分组评价:学习小组在演练过程中,教师、组间分别按照表 5-3-1 进行打分,各项叠加为最终得分。

表 5-3-1　肌肤抗衰养护测评表

评价指标	分值	内容要求	评分标准	实际得分
专业准备与沟通	20分	卫生与着装（5分）	芳疗师穿戴整洁,符合专业卫生要求; 双手洁净,使用前已消毒	
		精油与工具准备（5分）	所需精油种类齐全,调配比例正确; 按摩工具干净,无损坏	
		专业知识与沟通（10分）	对顾客肤质有准确判断; 解答顾客疑问清晰、专业; 调理前充分沟通,了解顾客需求与禁忌	
调理过程评估	50分	手法技巧（20分）	手法熟练,力度适中,无不适感; 根据肤质问题,采用适宜的按摩手法和精油配方	
		操作规范性（15分）	操作步骤清晰,无遗漏或多余动作; 按摩顺序合理,时间控制得当; 按摩过程中保持专注,与顾客有良性互动	
		顾客反馈（15分）	顾客在调理过程中感觉舒适,无疼痛或不适感; 顾客对芳疗师的手法、态度表示满意	

（续表）

评价指标	分值	内容要求	评分标准	实际得分
效果评估与后续建议	20分	即时效果（10分）	顾客在接受调理后，感觉皮肤放松，精神状态有所提升； 皮肤问题有所缓解	
		后续建议（10分）	根据顾客皮肤调理效果，提供个性化的后续调养建议； 建议内容具体、可行，包括饮食、运动、生活习惯等方面的指导	
整体印象与顾客满意度	10分	整体印象（5分）	调理环境整洁、舒适，氛围温馨； 芳疗师态度亲切、专业，服务周到	
		顾客满意度（5分）	顾客对本次调理的整体体验表示满意或非常满意； 愿意再次接受该芳疗师的服务或推荐给他人	
总分	100分			

（2）想一想，练一练：请思考哪类人群易出现皮肤衰老。请根据所学知识，进行衰老皮肤辨识练习。

（3）善总结，提建议：请对衰老皮肤调养操作要点进行总结。除了按照教师教的方法练习以外，你还有什么好的想法或建议可以很快地熟悉肌肤抗衰养护流程及要求？

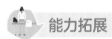 能力拓展

熟练介绍肌肤抗衰养护操作流程及相关要求，说明肌肤抗衰养护特点。

（张勇、朱艳）

任务四 痤疮皮肤调养

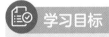 学习目标

1. 掌握痤疮皮肤特点及精油选择。
2. 能根据痤疮皮肤特点及顾客需求制定个性化芳香护理方案。
3. 能按照芳香护理流程，耐心为痤疮肤质顾客进行规范操作。

任务分析

在痤疮皮肤调养的学习过程中，学习者往往会出现对痤疮肌肤认识不清、精油选择不当等。出现问题的原因除了在健康肤质保养学习中所列出的原因外，还缺乏痤疮皮肤调养经

验。因此,学习者除了要按照正常肤质保养学习中所列措施加强改进外,还需要在教师的指导下,积极开展痤疮皮肤调养护理,不断积累经验,加深对痤疮皮肤调养的认识和运用。

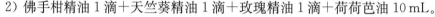 学习内容

1. 痤疮皮肤辨识　痤疮是青春期常见的一种毛囊皮脂腺的慢性炎症性疾病,多发于面、背、胸部等含皮脂腺较多的部位,主要以粉刺、丘疹、脓疱、结节、囊肿及瘢痕等皮损为特征(图5-4-1)。

2. 适合痤疮皮肤的芳香精油

单方精油:茶树、薰衣草、佛手柑、丝柏、天竺葵、依兰、橙花、玫瑰、柠檬、雪松、薄荷、肉桂、罗勒、葡萄柚、杜松梅、乳香、鼠尾草、甜橙、樟树、檀香等精油。

基础油:荷荷巴油、葡萄籽油、芦荟油、甜杏仁油、橄榄油、玫瑰果油等。

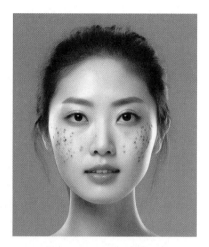

图5-4-1　痤疮皮肤

3. 芳香精油复配

(1) 收敛毛孔

1) 丝柏精油2滴+天竺葵精油2滴+依兰精油1滴+荷荷巴油10 mL。

2) 佛手柑精油1滴+天竺葵精油1滴+玫瑰精油1滴+荷荷巴油10 mL。

3) 柠檬香茅精油2滴+丝柏精油3滴+香袭人薰衣草精油5滴+葡萄籽油5 mL。

4) 雪松精油10滴+天竺葵精油10滴+松(薄荷)精油5滴+芦荟胶50 g。

5) 天竺葵精油3滴+柠檬精油1滴+薄荷精油1滴+葡萄籽油10 mL。

6) 佛手柑精油2滴+肉桂精油1滴+丝柏精油1滴+罗勒精油1滴+葡萄籽油5 mL+芦荟油5 mL。

7) 薰衣草精油6滴+葡萄柚精油3滴+杜松梅精油3滴+葡萄籽油10 mL(去鼻部黑头)。

(2) 淡斑去痕

1) 乳香精油5滴+鼠尾草精油10滴+橙花精油5滴+柠檬精油10滴+葡萄籽油30 mL。

2) 橙花精油4滴+玫瑰精油3滴+葡萄籽油30 mL。

3) 柠檬精油1滴+玫瑰精油1滴+香袭人葡萄柚精油1滴+乳香精油1滴+甜橙精油1滴+甜杏仁油5 mL+橄榄油3 mL+玫瑰果油2 mL。

(3) 祛除青春痘

1) 鼠尾草精油2滴+薰衣草精油1滴+荷荷巴油10 mL。

2) 樟树精油1滴+柠檬精油1滴+香袭人茶树精油1滴+葡萄籽油10 mL。

3) 天竺葵精油10滴+薰衣草精油10滴+柠檬香茅(茶树)精油6滴+芦荟胶50 g。

4) 肉桂精油2滴+檀香精油1滴+茶树精油2滴+荷荷巴油10 mL。

5) 依兰精油1滴+鼠尾草精油2滴+薰衣草精油2滴+荷荷巴油10 mL。

（4）白头粉刺

佛手柑精油 3 滴＋香袭人薰衣草精油 3 滴＋10 mL 葡萄籽油（在早晚于易生患部按摩施用）。

痤疮皮肤疗程所需时间：2～3 天一次，10～12 次为一个疗程，每次 25～45 分钟。

注意事项：选用芳香精油进行痤疮皮肤调养，不仅要分析皮肤表层问题，还应思考皮肤结构、身体状况、饮食习惯、精神压力等对皮肤的影响。在综合考虑各种影响因素的基础上，根据痤疮皮肤具体情况（黑头、白头、丘疹），合理选择芳香精油、基础油、芳香纯露和洗面奶、润肤露、面膜等护肤产品，并按照一定比例调配，参照健康肤质保养流程进行痤疮皮肤调养。

任务准备

（1）适合痤疮皮肤的芳香精油相关图片或视频资料。
（2）痤疮皮肤调养方案案例。
（3）痤疮皮肤调养训练物品（参见"任务一健康肤质保养"的任务准备）。

任务实施

将适合痤疮皮肤的芳香精油按比例进行调配后，根据实际使用情况加入相应卸妆油、化妆水、洗面奶、润肤霜、面膜中，按照正常肤质保养流程进行痤疮皮肤调养，具体操作如下。

痤疮皮肤调养视频

第一步，展油（图 5-4-2）。

第二步，全面部安抚（图 5-4-3）。

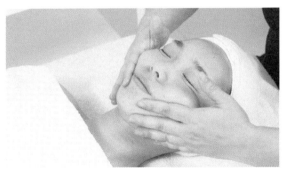 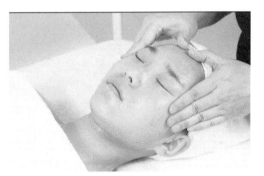

图 5-4-2　痤疮皮肤调养第一步　　　　图 5-4-3　痤疮皮肤调养第二步

第三步，四指点按眉毛到太阳穴，此步骤操作 3 遍（图 5-4-4）。

第四步，四指点按额中，此步骤操作 3 遍（图 5-4-5）。

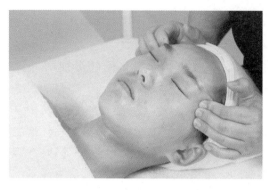

图 5-4-4 痤疮皮肤调养第三步

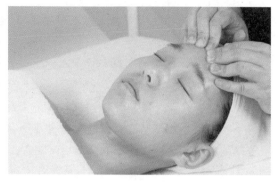

图 5-4-5 痤疮皮肤调养第四步

第五步,四指点按鼻通穴到发际线,此步骤操作 3 遍(图 5-4-6)。
第六步,四指点按迎香穴到听宫穴,此步骤操作 3 遍(图 5-4-7)。

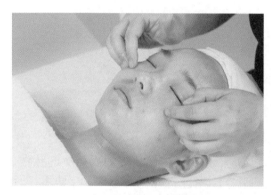

图 5-4-6 痤疮皮肤调养第五步

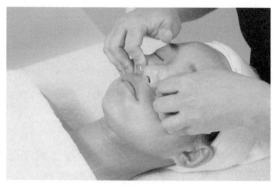

图 5-4-7 痤疮皮肤调养第六步

第七步,食指与中指、无名指交替提拉颧骨下缘,此步骤操作 3 遍(图 5-4-8)。
第八步,食指与中指、无名指交替提拉下颌骨上缘,此步骤操作 3 遍(图 5-4-9)。

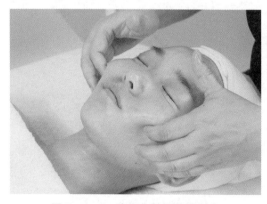

图 5-4-8 痤疮皮肤调养第七步

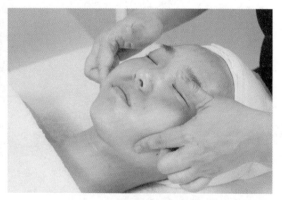

图 5-4-9 痤疮皮肤调养第八步

第九步,全脸安抚,点按太阳穴,操作结束(图 5-4-10)。

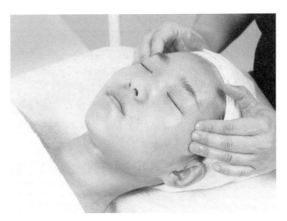

图 5-4-10　痤疮皮肤调养第九步

　　注意事项:用芳香疗法进行痤疮皮肤调养时,芳香精油的用量可根据痤疮类型及特点、皮肤受损程度、皮肤修复周期等因素适当调整。为让皮肤更好地吸收芳香精油,有效改善痤疮症状,需要根据具体情况合理选择不同芳香护理方式。对于痤疮比较严重的顾客,不可进行皮肤按摩;对于痤疮症状持续时间较长且反复发生、久治不愈的顾客,应仔细询问过往皮肤护理方式。对于使用过激素类护肤产品的顾客,应告知其通过芳香精油调理痤疮时,在前期会出现大量油脂代谢现象,同未护理相比可能会出现油脂增多,这是皮肤皮脂恢复正常分泌的正常反应,避免顾客心理紧张,影响调养效果。此外,应根据皮肤实际情况,合理使用淡化皮肤痘印的芳香精油。

任务评价

　　(1) 分组评价:学习小组在演练过程中,教师、组间分别按照表 5-4-1 进行打分,各项叠加为最终得分。

表 5-4-1　痤疮皮肤调养测评表

评价指标	分值	内容要求	评分标准	实际得分
专业准备与沟通	20分	卫生与着装 (5分)	芳疗师穿戴整洁,符合专业卫生要求; 双手洁净,使用前已消毒	
		精油与工具准备 (5分)	所需精油种类齐全,调配比例正确; 按摩工具干净,无损坏	
		专业知识与沟通 (10分)	对顾客肤质有准确判断; 解答顾客疑问清晰、专业; 调理前充分沟通,了解顾客需求与禁忌	
调理过程评估	50分	手法技巧(20分)	手法熟练,力度适中,无不适感; 根据肤质问题,采用适宜的按摩手法和精油配方	

(续表)

评价指标	分值	内容要求	评分标准	实际得分
		操作规范性（15分）	操作步骤清晰，无遗漏或多余动作； 按摩顺序合理，时间控制得当； 按摩过程中保持专注，与顾客有良性互动	
		顾客反馈（15分）	顾客在调理过程中感觉舒适，无疼痛或不适感； 顾客对芳疗师的手法、态度表示满意	
效果评估与后续建议	20分	即时效果（10分）	顾客在接受调理后，感觉皮肤放松，精神状态有所提升； 皮肤问题有所缓解	
		后续建议（10分）	根据顾客皮肤调理效果，提供个性化的后续调养建议； 建议内容具体、可行，包括饮食、运动、生活习惯等方面的指导	
整体印象与顾客满意度	10分	整体印象（5分）	调理环境整洁、舒适，氛围温馨； 芳疗师态度亲切、专业，服务周到	
		顾客满意度（5分）	顾客对本次调理的整体体验表示满意或非常满意； 愿意再次接受该芳疗师的服务或推荐给他人	
总分	100分			

（2）想一想，练一练：请思考哪类人群易出现皮肤痤疮。请根据所学知识，进行痤疮皮肤辨识练习。

（3）善总结，提建议：请对痤疮皮肤调养操作要点进行总结。除了按照教师教的方法练习以外，你还有什么好的建议可以更快地熟悉痤疮皮肤调养流程及要求？

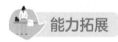 能力拓展

熟练介绍痤疮皮肤调养操作流程及相关要求，说明痤疮皮肤调养特点。

（张勇、朱艳）

任务五　色斑皮肤调养

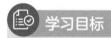 学习目标

1. 掌握色斑皮肤特点及精油选择。
2. 能根据色斑皮肤特点及顾客需求制定个性化芳香护理方案。
3. 能按照芳香护理流程，耐心为色斑肤质顾客进行规范操作。
4. 严格遵守芳香精油的安全操作规范。

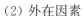 任务分析

　　芳香美容不仅可以针对不同类型皮肤进行护理,还可以给顾客带来情绪上的放松。掌握色斑皮肤特点、精油选择及护理操作是根据顾客需求提供个性化芳香美容护理服务的基础。在色斑皮肤调养的学习过程中,学习者往往会出现对基础芳香护理流程不清、精油选择不当等。出现上述问题的主要原因包括:①对色斑皮肤特点掌握不牢;②对精油选择认识不足;③对芳香护理的重要性缺乏足够重视;④缺乏对色斑皮肤芳香护理的学习和训练。

　　色斑皮肤调养不仅要求芳疗师对保养流程的每一个环节、具体操作手法、相关注意事项等十分熟悉,还需要芳疗师能根据顾客的具体实际情况进行有针对性的调整。色斑皮肤调养不仅是为面部皮肤提供芳香精油护理的过程,更需要芳疗师在整个护理过程中,以顾客作为芳香保养服务开展的出发点,充分理解顾客需求,能与顾客进行有效交流,提升顾客的芳疗调养服务体验。因此,要学会色斑皮肤调养,掌握脸部皮肤的芳疗美容和护理,学习者既要提升对基础芳香护理流程重要性的认识,在思想上充分认识基础芳香护理的基础地位,又要熟悉基础芳香护理实施环节的具体操作规范,并在教师的指导下,经过认真刻苦地学习和反复多次训练,才能掌握色斑皮肤调养。

📖 学习内容

　　1. 色斑皮肤辨识　皮肤色斑是由于黑色素细胞分泌黑色素过多抑或皮肤黑色素分布不均匀,导致局部出现较正常肤色加深的斑点、斑片。

　　色斑的形成原因主要归结两大类:内在因素和外在因素。

　　(1)内在因素

　　1)内分泌因素:色斑的形成和内分泌有很大关系。内分泌失调,体内性激素分泌不均衡,可以影响黑色素的产生。从中医来讲,内分泌失调是气血淤滞造成,由于血液循环不好,毒素代谢不干净。内分泌失调也会引起情绪的不稳定,间接引起色斑形成。

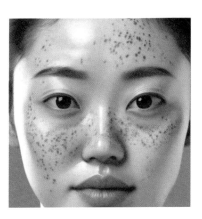

图 5-5-1　色斑皮肤

　　2)遗传因素:色斑是一种常染色体的显性遗传,主要为雀斑,通过一代或者几代遗传所形成。

　　(2)外在因素

　　1)紫外线:紫外线照射后导致新的色斑形成,也会加重现有的色斑。紫外线的照射会激发黑色素细胞的活性,使皮肤基底层形成更多的黑色素来抵抗紫外线对皮肤的伤害,容易使皮肤发生光合作用而长出斑点,而原本存在的斑也会有所加深。

　　2)外在环境:外在空气质量、温度、湿度也会对皮肤黑色素的形成造成影响。空气质量不好、温度过高或者过低、湿度偏高或者偏低,都会影响皮肤正常的新陈代谢,间接导致色斑的形成。

3）光效反应：一些药物、食物易吸收紫外线，造成色素的沉着。

4）生活习惯：不规律的作息、不均衡的饮食、压力过大，这些不良的生活习惯都会影响机体的代谢，进而影响肌肤的代谢，使黑色素增加。

2. 色斑的种类　根据色斑的活动程度和起源部位来划分。

（1）色斑的活动程度

1）定性斑：性质比较稳定，不受外界因素的影响。祛除后，原部位一般不会再长出。常见的定性斑有遗传斑、老年斑、色素痣、胎记等。

2）活性斑：是受酪氨酸酶活动形成的斑，性质不稳定，受外界因素及内分泌的影响比较大，颜色会因外界及内分泌的刺激而时深时浅。常见的活性斑有黄褐斑、日晒斑、妊娠斑等。

（2）根据起源的部位

1）表皮的常见斑有雀斑、咖啡斑、雀斑样痣等。

2）真皮层的常见斑有太田痣、伊藤痣、真皮斑等。

3）表皮与真皮混合区常见的黄褐斑。

皮肤美白淡斑的途径主要有两种：一是抑制黑色素的生成；二是促使已生成的黑色素排出体外。根据不同的作用机制，可将美白淡斑物质分为：①酪氨酸酶活力抑制剂；②影响黑色素代谢剂；③还原剂；④化学剥离剂。

3. 制定芳香美容护理方案　芳疗师应根据顾客皮肤特点及具体需求，正确选用芳香精油，合理制定芳香美容护理方案。

（1）芳香疗程设计。芳疗师根据顾客需求、皮肤特点合理设计芳香疗程。结合顾客皮肤情况及芳香美容护理目标，进行如下疗程设计。

1）所需时间：5～7天一次，10～12次为一个疗程，每次45～60分钟。

2）护理内容：①使用洗面奶清理面部皮肤，使毛孔张开，进行深层清洁；②使用护肤美容仪对面部进行细微的纳米水雾喷涂，为面部皮肤补充水分，促进皮肤细胞活化；③使用护肤美容仪对面部多余角质进行清理，收缩毛孔；④对面部皮肤施以穴位按摩，帮助皮肤吸收水分和营养物质，促进面部肌肉血液循环；⑤结合眼部护理，达到更好效果；⑥采用食疗法，排毒养颜，调理自身身体状况。

3）护理效果：①深层清洁；②补充营养成分；③收缩毛孔；④淡化黑色素；⑤补充水分；⑥修复受损细胞；⑦调理身体。

在设计芳香疗程时，应综合考虑顾客实际情况，合理制定芳香疗程方案，并与顾客达成共识。具体疗程长短应以色斑皮肤无进展或淡化，皮肤恢复自然健康状态为参照。需要注意的是，应在疗程设计中加入解答顾客疑问环节，及时记录各项沟通内容，并对芳香疗程进行合理调整，促进顾客持续护理等环节，并让顾客确认签字。

（2）芳香精油选择。对于色斑皮肤主要根据色素代谢的途径，抑制色素生成或加速色素分解。芳香精油重在抑制色素生成，根据芳香精油的化学成分，在美白淡斑方面主要通过抑制络氨酸酶活性来达到效果，另外芳香精油成分在修复皮肤、保湿、调节情绪等方面可以促进皮肤健康、色素代谢。常见芳香精油的作用机理如下。

1）芳香醇：苯乙醇。苯乙醇也能抗菌防腐，可以促进身体循环，温暖身心，也可以通过降低酪氨酸酶来实现美白。含有苯乙醇的精油：摩洛哥玫瑰精油、红花缅栀精油和黄玉兰精油。

2）芳香酸：肉桂酸。肉桂酸可抑制酪氨酸酶，因为酪氨酸酶是黑色素形成时需要的一种酶。抑制了酪氨酸酶,就可以达到美白的目的。肉桂酸还可以提高食欲,可以活血。含有肉桂酸的精油:苏合香精油、中国肉桂精油、大高良姜精油和乳木果油。

> **注意事项**:乳木果油不是精油,但是它也含有肉桂酸。配面霜的时候加点乳木果油,不仅可以改变面霜的形态和硬度,还可以起到美白的效果。

3) 芳香醛:苯甲醛。苯甲醛又称安息香醛,抗感染上的表现是抗溃疡;在止痛方面,它有抗痉挛和麻醉作用;另外,它能抑制酪氨酸酶,所以它还有美白的功效。含有苯甲醛的精油:鸢尾草精油和依兰精油。

4) 倍半萜酮:大马士革酮。大马士革酮在镇静方面作用不明显,在消解黏液方面可以促循环,可促进细胞新生,能够淡斑。另外,它有一个特殊的功效是利胆和强化血管壁。含有大马士革酮最多的精油是玫瑰精油。

玫瑰精油虽然很昂贵,但人们还是对它情有独钟,主要就是看中它能促进细胞新生、抗斑、强化血管壁的功能。

结合以上情况及精油对色斑皮肤的作用机理,可选择哪些芳香精油呢?

单方精油:薰衣草精油、檀香精油、天竺葵精油、玫瑰精油、乳香精油、罗马洋甘菊精油、橙花精油、迷迭香精油等。

基础油:荷荷巴油、甜杏仁油、酪梨油、玫瑰果油等。

纯露:玫瑰纯露、橙花纯露、薰衣草纯露、天竺葵纯露等。

(3) 芳香精油复配

1) 玫瑰精油1滴＋檀香精油1滴＋罗马洋甘菊精油1滴＋橙花精油1滴＋10 mL荷荷芭油。

2) 玫瑰精油2滴＋橙花精油2滴＋迷迭香精油1滴＋10 mL荷荷芭油。

3) 玫瑰精油2滴＋乳香精油2滴＋香袭人薰衣草精油1滴＋10 mL荷荷芭油。

4) 洋甘菊精油3滴＋天竺葵精油1滴＋荷荷芭油5 mL＋甜杏仁油5 mL。

5) 橙花精油2滴＋乳香精油2滴＋10 mL玫瑰果油。

6) 橙花精油5滴＋10 mL玫瑰果油。

(4) 操作手法选择。进行芳疗操作时,芳疗师应心持善念、身心放松,了解芳疗操作手法是属于整体操作,是顾客与芳疗师之间的交流。芳疗师的双手在顾客的脸部创造健康新平衡,给予顾客情绪稳定的感受,包括放松、信赖、支持、安抚、快乐、平衡及价值感。

芳疗操作手法的目标包括:①给予顾客安全感、照顾、安抚、放松;②给予顾客完整的身体按摩;③给予顾客持续不同的、流畅的按摩体验,恢复肌肤活力。

常见芳香操作手法包括:指压按摩法、淋巴按摩法、肌肉按摩法。

4. **色斑皮肤芳香护理操作**　选用芳香精油进行色斑皮肤调养,不仅要分析皮肤表层问题,还应思考皮肤结构、身体状况、饮食习惯、精神压力等对皮肤的影响。在综合考虑各种影响因素的基础上,根据色斑皮肤具体情况,合理选择芳香精油、基础油、芳香纯露和洗面奶、润肤露、面膜等护肤产品,并按照一定比例调配,参照健康肤质保养流程进行色斑皮肤调养。

注意事项：

（1）皮肤测试：在使用任何精油之前，特别是针对色斑皮肤，务必进行皮肤测试。可以将少量稀释后的精油（通常使用媒介油如甜杏仁油、橄榄油等稀释）涂抹在手腕内侧或耳后，等待 24 小时观察是否有过敏反应。

（2）选择合适的精油：某些精油具有淡化色斑、美白肌肤的功效，如柠檬精油、橙花精油等。但需注意，这些精油可能具有光敏性，使用后应避免长时间暴露在阳光下。避免使用可能刺激色斑皮肤的精油，如肉桂精油、生姜精油等。

（3）稀释使用：精油浓度高，直接使用可能刺激皮肤。因此，使用前务必用媒介油稀释，一般稀释比例为 1%～5%。

（4）避免与眼睛接触：精油具有挥发性，使用时需避免与眼睛直接接触。如不慎入眼，应立即用大量清水冲洗，并寻求医生帮助。

（5）专业指导：对于初次使用精油或色斑皮肤较为敏感的人群，建议在专业芳疗师的指导下进行操作。

（6）存储安全：精油应存放在阴凉、干燥、避光的地方，避免阳光直射和高温。同时，应确保精油瓶口紧闭，防止挥发和污染。

🔍 任务准备

（1）色斑皮肤调养的实景图片或视频资料。

（2）色斑皮肤调养方案案例。

（3）色斑皮肤调养训练物品：芳香精油、基础油、芳香纯露、棉片、棉签、洗面奶、润肤霜、面膜粉、面膜啫喱、面霜、压缩面膜、器皿、玻璃棒、量勺、面膜碗、调膜棒、毛巾、蒸馏水、喷雾器。

👩 任务实施

色斑皮肤
调养视频

将适合色斑皮肤的芳香精油按比例进行调配后，根据实际使用情况加入相应卸妆油、化妆水、洗面奶、润肤霜、面膜中，按照健康肤质保养流程进行色斑皮肤调养，具体操作如下。

第一步，展油（图 5-5-2）。

第二步，全面部安抚（图 5-5-3）。

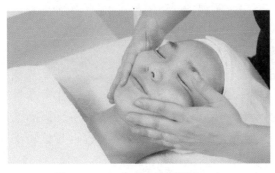

图 5-5-2　色斑皮肤调养第一步

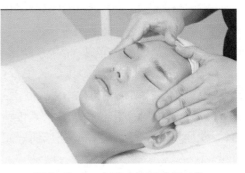

图 5-5-3　色斑皮肤调养第二步

第三步,分4线提拉面部,提拉眉肌到发际线,此步骤操作3遍,做完一侧再操作另外一侧(图5-5-4)。

第四步,单侧耳前至下颌轮指弹拨,此步骤操作3遍,做完一侧再操作另外一侧(图5-5-5)。

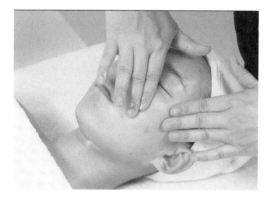

图5-5-4　色斑皮肤调养第三步

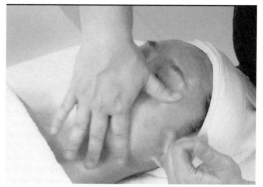

图5-5-5　色斑皮肤调养第四步

第五步,双侧从下颌到耳前跪指摩擦,此步骤操作3遍(图5-5-6)。

第六步,额头"V"字拉抹,从中间到一侧,再回到中间,然后拉摩另外一侧(图5-5-7)。

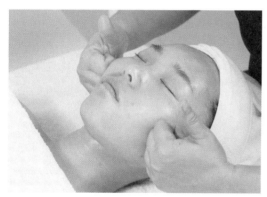

图5-5-6　色斑皮肤调养第五步

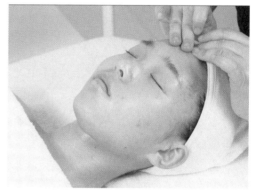

图5-5-7　色斑皮肤调养第六步

第七步,全脸安抚,点按太阳穴,操作结束(图5-5-8)。

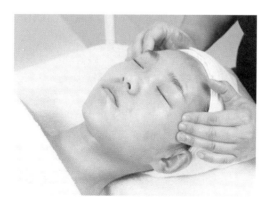

图5-5-8　色斑皮肤调养第七步

注意事项:用芳香疗法进行色斑皮肤调养时,芳香精油的用量可根据色斑类型及特点、皮肤受损程度、皮肤修复周期等因素适当调整。为让皮肤更好地吸收芳香精油,有效改善色斑症状,需要根据具体情况合理选择不同的芳香护理方式。改善色斑需要长期的努力和坚持。除了皮肤护理措施外,定期的皮肤检查以及接受医学治疗也是管理色斑问题的有效方法。同时,应尽量避免可能引发色斑形成的因素,如环境污染、过度暴晒等。通过综合护理和积极预防,可以有效改善色斑问题,使皮肤保持健康和美丽。

任务评价

　　(1) 分组评价:学习小组在演练过程中,教师、组间分别按照表5-5-1进行打分,各项叠加为最终得分。

表5-5-1　色斑皮肤调养测评表

评价指标	分值	内容要求	评分标准	实际得分
专业准备与沟通	20分	卫生与着装(5分)	芳疗师穿戴整洁,符合专业卫生要求; 双手洁净,使用前已消毒	
		精油与工具准备(5分)	所需精油种类齐全,调配比例正确; 按摩工具干净,无损坏	
		专业知识与沟通(10分)	对顾客肤质有准确判断; 解答顾客疑问清晰、专业; 调理前充分沟通,了解顾客需求与禁忌	
调理过程评估	50分	手法技巧(20分)	手法熟练,力度适中,无不适感; 根据肤质问题,采用适宜的按摩手法和精油配方	
		操作规范性(15分)	操作步骤清晰,无遗漏或多余动作; 按摩顺序合理,时间控制得当; 按摩过程中保持专注,与顾客有良性互动	
		顾客反馈(15分)	顾客在调理过程中感觉舒适,无疼痛或不适感; 顾客对芳疗师的手法、态度表示满意	
效果评估与后续建议	20分	即时效果(10分)	顾客在接受调理后,感觉皮肤放松,精神状态有所提升; 皮肤问题有所缓解	
		后续建议(10分)	根据顾客皮肤调理效果,提供个性化的后续调养建议; 建议内容具体、可行,包括饮食、运动、生活习惯等方面的指导	

（续表）

评价指标	分值	内容要求	评分标准	实际得分
整体印象与顾客满意度	10分	整体印象(5分)	调理环境整洁、舒适，氛围温馨；芳疗师态度亲切、专业，服务周到	
		顾客满意度(5分)	顾客对本次调理的整体体验表示满意或非常满意；愿意再次接受该芳疗师的服务或推荐给他人	
总分	100分			

（2）想一想，练一练：请思考适合色斑皮肤的芳香精油有哪些。

（3）善总结，提建议：请对色斑皮肤基础芳香护理流程中的操作要点及注意事项进行总结。除了按照教师教的方法练习以外，你还有什么更好的建议可以更快地熟悉色斑皮肤保养流程及要求？

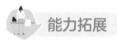 能力拓展

熟练介绍色斑皮肤保养操作流程及相关要求，说明色斑皮肤保养特点。

（苏碧凤、孙丽）

项目六 芳香眼护美颜

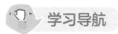

学习导航

芳香眼护美颜
- 黑眼圈护理
  - 认识黑眼圈的形成原因
  - 掌握能够改善黑眼圈的精油
  - 黑眼圈芳香精油调配
- 眼袋护理
  - 了解什么是标准的符合生理美学特征的眼部状态
  - 眼袋形成的原因剖析
  - 了解芳香精油对眼袋护理的作用
  - 通过按摩手法来缓解和改善眼袋
  - 掌握眼袋护理精油调配及操作流程
  - 能够为顾客进行眼袋护理时做好健康宣教
- 眼纹护理
  - 眼纹定义及产生原因
  - 眼部真皮层皮肤结构和眼纹之间的关系
  - 眼纹护理常用精油

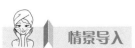

情景导入

李女士,35 岁,长期面对电脑工作,眼部疲劳与细纹问题日益严重。在了解芳香精油的功效后,她选择了用薰衣草和乳香精油进行眼部护理。每晚在清洁眼部后,她将几滴精油混合在基础油中,用无名指轻轻按摩眼周,直到精油完全吸收。经过 1 个月的坚持,李女士惊喜地发现,她的黑眼圈和细纹有了显著改善,眼部肌肤更加紧致有弹性。同时,眼部疲劳也得到了明显缓解。这个个案证明了芳香精油在眼部养护方面的显著效果,为寻求天然眼部护理方案的顾客提供了有效选择。

任务一　黑眼圈护理

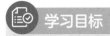

1. 了解芳香疗法与黑眼圈护理的关系。
2. 熟知黑眼圈基本概念及黑眼圈的形成原因。
3. 掌握芳香疗法在黑眼圈中的护理程序及方法。
4. 为顾客进行黑眼圈护理时做好健康宣教。

任务分析

　　芳香精油有"植物激素"之称,其实许多精油的性质对预防祛除眼袋和黑眼圈有着很好的作用。一些精油成分还具有杀减病菌,增强人体免疫力作用。精油一般都是萃取于植物的花、叶、根、籽、皮、果、茎等部位,所能萃取出的精油量则根据植物的不同而有所差异。例如:玫瑰花苞可被萃取的部分极少,通常约100朵玫瑰花才能萃取出一滴玫瑰精油,可见其珍贵。而天然的玫瑰精油含有四百多种人工无法复制的微量元素,有养颜、美白、保湿等调整作用。

　　我们通过学习芳香精油疗法来保护眼睑,即将植物芳香精油运用"香熏""按摩"和"沐浴"等方法,借助人体的嗅觉、味觉、触觉、视觉、听觉五大感觉功能,将植物精油通过皮肤和呼吸系统吸收进入脑下垂体,调整身体内分泌,从而在生理上进行调节,使得眼袋和黑眼圈问题从内部得到改善。

　　黑眼圈的存在更多的是受到生活习惯的影响。因此,在采取芳香精油护理眼睑的同时,建议通过健康食谱补充营养,养成良好的生活习惯,通过保证作息的规律性、饮食的合理性等综合调理才能更有效地保护好眼睑周围。

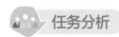

学习内容

　　1. 认识黑眼圈的形成原因　黑眼圈是熬夜、情绪波动大、眼部疲劳、皮肤衰老、人为影响等因素引起眼部皮肤血管血流速度过于缓慢形成滞流、组织供氧不足、血管中代谢废物积累过多等,导致眼部色素沉着。年龄大的人的眼睛周围的皮下脂肪变薄,所以黑眼圈就更明显。黑眼圈的色素可大致分为3种:青色、黑色、黄暗色。

　　(1) 青色成因:睡眠不足导致眼睛疲劳,眼睛周围以及下方血液循环不顺畅,导致眼下血管暴露,呈现青色。表现症状:肝气不足而容易情绪波动。女性易月经失调、易乱发脾气或睡眠差等。

　　(2) 黑色成因:由于衰老或疲倦,皮肤失去弹性,加上眼睛下方皮肤较薄,脂肪堆积而形成阴影。或者是由于眼周长期卸妆不彻底导致看起来有黑色的黑眼圈。表现症状:肾气不足会导致腰膝酸软、疲累等表现。

（3）黄暗色（茶色）成因：局部色素沉着，色素绕眼圈而成。因过度揉搓眼周，使皮肤产生自我保护反应，在变厚的角质层中色素沉着。另外不卸妆就睡觉亦会形成茶色黑眼圈。表现症状：脾胃运化失调，会有胃口差、便秘、肌肉酸痛等表现；会出现皮肤问题，如湿疹；若再加上人体代谢减慢而水湿积聚，眼部更易出现皱纹及大眼袋。

因此，采用芳香疗法即利用纯天然植物精油的芳香气味和植物本身所具有的治愈能力，以特殊的按摩方法使得精油通过亲和作用进入皮下组织刺激神经、调节神经活动及内环境，使体液活动加快，从而改善体内环境。除此之外，精油对于整个身体也具有调节作用，使身心得到恢复协调，也可消除忧郁、焦虑、烦闷、愤怒等情绪和疲惫感，通过综合作用改善黑眼圈的问题。

2. 掌握能够改善黑眼圈的精油　精油可以有效地渗透皮肤，改善血液循环，我们需要准确熟悉眼周静脉血管的分布情况来更好地促进和帮助精油吸收，达到缓解黑眼圈的目的。

眼周静脉血管分布

（1）永久花精油：活血化瘀，是治疗黑眼圈、色斑、跌打损伤的首选精油；抗平滑肌痉挛；利肝胆；降低胆固醇；抗敏抗炎止痒；温和不刺激，适用于任何肌肤。

（2）迷迭香精油：促进肌肤活力，改善循环能力，收紧肌肤，预防皱纹产生，祛除黑眼圈，增强机体功能，提神醒脑，安抚紧张情绪。高血压患者慎用。

（3）紫檀木精油：可预防皱纹、净化肌肤、促进细胞再造、消除黑眼圈，另可治失眠、安抚情绪。敏感肤质者不适用。

（4）薰衣草精油：可以清热解毒，清洁皮肤、控制油分、祛斑美白、祛皱嫩肤、祛除眼袋黑眼圈，促进细胞再生，平衡油脂分泌，清洁皮肤，适用任何皮肤。

（5）罗马洋甘菊精油：有强力抗神经痉挛、镇静、麻醉的功效；心理上，有舒压、抗忧郁、消除惊恐的功效，具有强大的"母性"呵护力。可以缓解眼睛疲劳，用冲泡过的冷茶包敷眼睛，可以帮助祛除黑眼圈。性质温和，适合敏感干燥的皮肤。

（6）芦荟凝胶：通过刺激微循环和减少水肿帮助淡化黑眼圈。此外，它还可以软化、补水和滋养皮肤，使其成为减少皱纹的理想疗法。优质凝胶不会渗入眼睛，这使得它在添加精油时非常适合在非常敏感的区域使用。

（7）玫瑰纯露：玫瑰纯露中不仅富含多种维生素、葡萄糖、果糖、柠檬酸、苹果酸等有益于人体健康的营养物质，还富含三萜类化合物，可以延缓皮肤衰老，有效地祛除皱纹。用于敷眼，可在短时间内消除疲劳，改善黑眼圈，使用后面容滋润而富有光泽。

（8）鼠尾草精油：有厚重的草药味，促进皮肤再生，减缓发炎肿胀，消除黑眼圈。

3. 黑眼圈芳香精油调配

（1）不同芳香精油搭配可以产生不同的疗效（表6-1-1）。

表6-1-1　眼部问题精油搭配建议

症状	精油搭配①	精油搭配②
黑眼圈	檀香、迷迭香、乳香、玫瑰精油	花梨木、洋甘菊、安息香、玫瑰、芹菜精油
干纹、细纹、皱纹	乳香、迷迭香、玫瑰、茉莉精油	玫瑰纯露＋玫瑰精油＋玫瑰果油
眼袋浮肿、下垂	迷迭香、洋甘菊、丝柏、薰衣草精油	迷迭香、洋甘菊、天竺葵、安息香精油

（2）切记在调配面部精油时配 5 mL 的眼部精油，如果配方里含有 4 种精油，每种精油只能加 1 滴，浓度控制在 0.5%～5%。

（3）眼周皮肤占面部皮肤的三分之一，汗腺和皮脂腺分布较少，更需要精油的滋养。

（4）由于精油用在面部时，离嗅觉器官很近，所以优先选择顾客喜欢的精油味道。注意功效的同时也要考虑嗅觉感受在芳香疗法中的重要作用。

（5）通过按摩手法来改善黑眼圈，见表 6‑1‑2。

表 6‑1‑2　眼部症状及按摩手法

黑眼圈症状	按 摩 手 法
青色	涂抹精油后，用暖毛巾及冰毛巾敷眼部周围，1 分钟做 5 组，共做 10 分钟
茶色	将相应精油涂抹在无名指上按摩眼部 10 分钟
黑色	用精油涂抹于手指或按摩梳按摩头皮和颈部皮肤，促进面部供氧以及全身血液循环，并向上提拉皮肤

（6）通过外界环境、生理状况来改善眼睑状况：①充足稳定的睡眠；②良好的生活规律；③温水热敷眼部；④补充眼睛所需维生素；⑤穴位按摩促循环；⑥彻底卸妆保持清洁。

🔍 **任务准备**

调配工具、精油原材料、参考书籍、实验对象、实施测验的记录手册、效果评价手册、效果调查问卷等。

👤 **任务实施**

黑眼圈
护理视频

1. 示范　教师教学示范黑眼圈护理操作流程。

第一步，清洁好顾客面部后，双手上油，把油展匀（图 6‑1‑1）。

第二步，开穴，双手同时依次点头维、印堂、攒竹、睛明、攒足、鱼腰、丝竹空、太阳、承泣穴（图 6‑1‑2）。

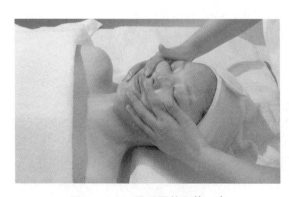

图 6‑1‑1　黑眼圈护理第一步

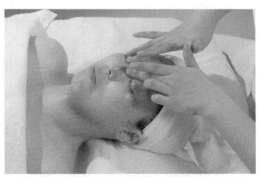

图 6‑1‑2　黑眼圈护理第二步

第三步,取面部拨筋棒,用拨筋棒宽头由额头到下巴分段向外刮半边脸,上下来回刮2遍(图6-1-3)。

第四步,用拨筋棒小头向上打大圈拨半侧脸部,由额头到眼眶,由外到内分段来回2遍(图6-1-4)。

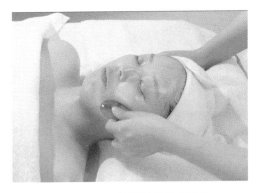
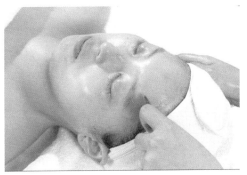

图6-1-3 黑眼圈护理第三步　　　　　图6-1-4 黑眼圈护理第四步

第五步,用拨筋棒宽头由额头到下巴分段向外刮半边脸,上下来回刮2遍(图6-1-5)。

第六步,放下拨筋棒后,双手掌交替按摩,由额头到下巴,分段按摩半边脸到腋下,另一侧脸重复第三至第六步(图6-1-6)。

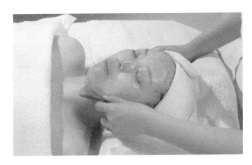
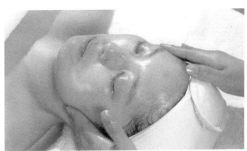

图6-1-5 黑眼圈护理第五步　　　　　图6-1-6 黑眼圈护理第六步

第七步,最后双手掌按摩全脸到腋下结束(图6-1-7)。

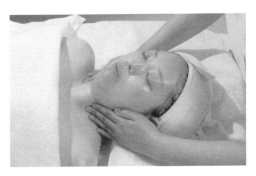

图6-1-7 黑眼圈护理第七步

2. 小组训练　2个同学一组，进行角色扮演，互为顾客，进行芳香护理训练。注意训练过程中的相关要求。

3. 个人训练　根据教师给定的芳香护理方案，进行反复多次练习，逐渐掌握黑眼圈护理的基本操作及注意事项。通过练习，逐渐熟悉黑眼圈护理操作流程及实施步骤。

任务评价

（1）分组评价：学习小组在演练过程中，教师、组间分别按照表6-1-3进行打分，各项叠加为最终得分。

表6-1-3　黑眼圈护理测评表

评价指标	分值	内容要求	评分标准	实际得分
前期准备	20分	面部清洁(5分)	面部清洁彻底，无残留化妆品或污垢；使用温和洁面产品，避免刺激皮肤	
		双手上油(5分)	双手涂抹适量的基础油，确保油分均匀分布；油质清爽不油腻，适合眼周肌肤	
		开穴准确性(5分)	正确点按头维、印堂、攒竹、睛明、攒足、鱼腰、丝竹空、太阳、承泣穴，力度适中；顺序准确，无遗漏穴位	
		工具准备(5分)	面部拨筋棒干净、无破损，适合使用；其他所需工具(如暖毛巾、冰毛巾、精油瓶等)准备齐全	
精油调配与涂抹	20分	精油调配(10分)	根据顾客的黑眼圈类型(青色、黑色、黄暗色)精准调配精油；精油种类及比例符合调配要求，浓度控制在0.5%~5%	
		精油涂抹(10分)	涂抹时手法轻柔，不拉扯眼周皮肤；确保精油均匀覆盖眼周及相邻区域	
按摩手法	40分	按摩力度(20分)	涂抹精油于手指，按摩眼周皮肤，能够促进供氧及血液循环；向上提拉皮肤动作准确，力度恰当	
		按摩技巧(20分)	按摩过程流畅，无中断或重复动作；按摩时保持与顾客沟通，确保顾客舒适	
外界环境与生理状况改善建议	10分	综合建议(10分)	根据顾客情况，提出充足稳定的睡眠、良好的生活规律、温水热敷眼部、补充眼睛所需维生素、穴位按摩促循环、彻底卸妆保持清洁等建议	
整体操作流畅度与顾客感受	10分	操作流畅度(5分)	操作步骤清晰，无多余动作；整个过程流畅，无时间浪费	
		顾客感受(5分)	顾客表示舒适，无不适反应；顾客对护理效果表示满意或期待	
总分	100分			

（2）综合芳香精油、按摩手法、饮食作息调整的治理而形成的案例,整合在整个过程中的困难、问题所产生的影响并探讨研究解决方法,改善黑眼圈。

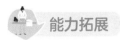

能力拓展

某企业准备研发眼部精华,带领学习者进企业进行调研学习,参观工厂生产传统化学原材料眼霜的研发过程和制作过程,并深入了解芳香精油眼霜的调配比例,并在工厂研发室教师指导下进行简单的眼霜 DIY。

（邓叶青、孙丽、周丹丹）

任务二 眼袋护理

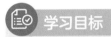

学习目标

1. 了解符合生理美学特征的眼部状态及眼袋的形成原因。
2. 了解芳香精油结合按摩对眼袋护理的作用。
3. 掌握眼袋护理操作流程。
4. 能够在耐心为顾客进行眼袋护理时做好健康宣教。

任务分析

由于眼袋分为真性眼袋和假性眼袋,因此,在护理方式上也存在一定的区别。假性眼袋可以通过精油按摩、物理热敷等方法进行消除,但如果仍然不能改善,眼袋长期呈现袋状膨出的状态,则可能需进一步采用手术方式消除。使用芳香精油进行眼袋祛除护理属于非手术方式,可以明显减少眼袋的程度,但保持时间短,并且需要持续性的护理,更需要注重个人生活作息的规律、不能长期熬夜、不能长时间对着电脑或手机、做好防晒工作预防日光性老化、戒烟、戒酒等。因此,能够从改善生活习惯等多方面配合芳香精油疗法祛除眼袋,效果是显著的。眼袋大多是由于眼眶周围纤维结缔组织强度和弹性变差而引起的,而精油可快速、有效渗透肌肤,促进皮肤新陈代谢,激活细胞再生,增加皮肤弹性,帮助祛除眼袋的同时还能使眼周肌肤充满活力、减少皱纹。

学习内容

1. 了解什么是标准的符合生理美学特征的眼部状态　符合美学特征的眼具有美丽的外形和理想的比例。芳疗师应该对年轻眼睛的美学标准了然于心,熟知眼部解剖知识和眼周老化过程,以选择正确的护理方案达到理想的功能和美学效果。芳疗师应该具备必要的操作技能、芳香疗法知识和良好的审美意识。

眼部美学特征：上眼睑通常遮盖虹膜上缘 1～2 mm，下眼睑通常位于虹膜下缘，虹膜下缘无外露，眼内外眦间距长度，应该为眼裂长度，正常值是 28～30 mm，眼裂高度通常为 10～12 mm。

符合美学特征的眼部皮肤外结构状态，虽然亚洲和欧洲人眼部构造有所不同，但是基本的审美是一致的，也就是健康年轻的眼部显示极小的皮肤松度。如果有差异，也是在上眼睑、下眼睑和眉外侧皮肤紧致，一般无皱纹和鱼尾纹。

2. 眼袋形成的原因剖析　一般人的眼部皮肤厚度是面部的三分之一，也就是 0.5 mm，忽略了眼部皮肤的实际厚度，在后续的任何疗程中，都会导致无效，或者产生适得其反的作用。

眼袋的出现使人显得苍老憔悴，对容貌和个案心理有一定的影响。眼袋出现的时间是因人而异的，形成因素有多种：首先，遗传是重要因素；其次，随着年龄的增长，眼部脂肪的衰老愈加明显，脂肪层最开始的衰老就是向外突出的眼袋。睡眠不足或熬夜疲劳等因素都会造成眼睑部（淋巴液）体液堆积，从而形成眼袋。此外，如患有肾病、妊娠期、体质不同等原因也会形成眼袋。

常见眼袋类型：淋巴水肿型、眼轮匝肌肥厚型和眶隔脂肪型。一般来说，眼睑皮肤和肌肉松弛、睑板松弛常为年龄因素所致，但眼轮匝肌肥厚和眶隔脂肪膨出可为先天因素所致。

因此，为了促进皮肤新陈代谢和激活细胞再生的功能，通过芳香精油来护理眼睑可以增加眼部皮肤的弹性，还可以使眼部皮肤变得明亮，帮助淡化皮肤表皮的黑色素，经常护理能起到抚平眼袋甚至消除眼袋的效果。

3. 了解芳香精油对眼袋护理的作用　不同类型眼袋护理精油选择见表 6-2-1。

表 6-2-1　不同类型眼袋护理精油选择

症状	精油搭配	精油调配比	功效
淋巴水肿型眼袋	玫瑰果油＋苦橙精油＋罗马洋甘菊精油	玫瑰果油 5 mL＋苦橙叶 3 滴＋1 滴罗马洋甘菊	促进眼部的淋巴液循环和排出
眼轮匝肌肥厚型眼袋	玫瑰果油＋玫瑰草精油＋罗马洋甘菊精油	玫瑰果油 5 mL＋玫瑰草精油 1 滴＋没药精油 3 滴	收紧眼部肌肉，安抚眼部肌肉，促进眼部肌肉内水分和血液的流动性，可以收紧下眼睑部位的肌肉肥厚型眼袋
眶隔脂肪型眼袋	荷荷芭精油＋玫瑰精油＋安息香精油	荷荷芭精油 5 mL＋玫瑰精油 1 滴＋安息香精油 3 滴	延缓先天结合后天因素带来的脂肪衰老，增加皮肤弹性

4. 通过按摩手法来缓解和改善眼袋　不同类型眼袋按摩手法见表 6-2-2。

表 6-2-2　不同类型眼袋按摩手法

眼袋类型	按摩手法
淋巴水肿型眼袋	用热毛巾热敷眼部敷 3 分钟，涂抹精油后，用剪刀手在眼部做交剪手动作促进眼部淋巴液排出
眼轮匝肌肥厚型眼袋	用调配精油在眼部，用无名指在眼轮匝肌的位置上按摩 10 分钟
眶隔脂肪型眼袋	涂抹精油后，用眼部八字的手法轻抚眼部眶隔脂肪后，点按球后、承泣、四白、睛明、攒竹穴位

　　注意事项:眼袋改善的关键在于注意眼袋形成的时间。芳疗师越早进行预判和护理,就越能帮助个案预防眼袋的发生,并延缓眼袋的无限发展。从而能尽早通过专业的芳香疗法带给顾客美丽,同时理性解决个案眼部问题。

　　芳疗师专业的判断,能帮助个案发现和解决问题。个案来访时,眼袋问题过于严重,我们则应帮助个案建立信心。切记不可盲目地许诺个案疗程效果。

　　5. 掌握眼袋护理精油调配及操作流程　眼袋护理精油调配及操作步骤见表6-2-3。

表6-2-3　眼袋护理精油调配及操作步骤

操作步骤	眼袋疗程步骤和精油配方
湿敷	洋甘菊晶露(或蒸馏水)10 mL+2滴洋甘菊精油+1滴葡萄柚精油
按摩	配方1:洋甘菊精油2滴+葡萄柚精油1滴+基底油(葡萄籽油)5 mL 配方2:乳香精油1滴+天竺葵精油1滴+洋甘菊精油1滴+玫瑰果油10 mL 配方3:玫瑰精油1滴+洋甘菊精油1滴+玫瑰果油10 mL
眼胶	透明质酸1%原液10 mL+金缕梅萃取液5 mL+玫瑰萃取液10 mL+洋甘菊纯露30 mL+透明速成胶5 g
日常用油	配方1:玫瑰果油10 mL+茉莉精油1滴+迷迭香精油1滴+胡萝卜籽精油1滴 配方2:玫瑰果油10 mL+奥图玫瑰精油1滴+橙花精油1滴+乳香精油1滴 配方3:杜松精油4滴+鼠尾草精油3滴+小麦胚芽油20 mL 配方4:薰衣草精油1滴+茴香精油1滴+柠檬精油1滴+荷荷巴油4 mL+玫瑰果油1 mL

　　6. 能够为顾客进行眼袋护理时做好健康宣教
　　(1) 植物类调理:①金缕梅纯露:具有对抗自由基的作用,它所具有的收缩效果和祛除眼袋的效果受到许多人的认可,还具有调节皮脂分泌、保湿及嫩白作用,还能促进淋巴血液循环;②积雪草提取物:具有祛湿消肿、紧致皮肤、柔软肌肤的效果,能有效地解决皮肤松弛下垂的现象,使皮肤恢复弹性,能促进胶原蛋白的再生,让皮肤显得紧致饱满;③芦荟提取物:含有多种消除超氧化物自由基的成分,具有防腐和延缓衰老,并能使皮肤收敛、柔软、保湿等作用;④紫花首蓿提取物:能通过促进淋巴循环减少因组织间隙液聚积而导致的浮肿,从而产生去眼袋的作用;⑤海藻提取物:富含蛋白素、维生素E、矿物质成分,能对面部皮肤起到祛皱、祛斑、美白、消炎作用。其带有大量的阴离子还可以刺激纤维细胞生成胶原蛋白和弹性蛋白,促进皮肤的新陈代谢,抗皱,抗衰老。
　　(2) 食物类调理:是针对眼球内部血液循环,让眼睛更明亮,通过食补来让眼睛从内而外地明亮。眼球内部的血液循环是我们用手触及不到的,精油虽然有很强的渗透作用,但是并不能直接作用于眼球,所以食物类调理可作为眼部保养的补充内容。①鱼类:鱼体中含有丰富的氨基酸、不饱和脂肪酸和鱼肝油等,适量的鱼肉摄入能起到保护眼组织的作用。②胡萝卜:胡萝卜富含维生素E,对眼球和眼肌有滋养作用,而维生素A也有这种功效。胡萝卜所含的维生素A能维持上皮组织的正常机能,不仅能去眼袋和黑眼圈,还有助于增进视力,尤其是黑暗中的视力。③黄瓜:黄瓜有非常好的美容效果,能够消除眼袋,而且补充皮肤的水分,除了可以直接食用外,还可以切成薄片直接冷敷于眼睑周围,抚平眼袋。④其他:番茄、马铃薯、动物肝脏、豆类等富含维 A 和维生素 B_2 的食物有益于眼睛保护。

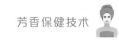

任务准备

调配工具、精油原材料、参考书籍、实验对象、实施测验的记录手册、效果评价手册、效果调查问卷等。

任务实施

眼袋护理
视频

1. 调配并记录　在指导教师的引领下,有针对性地调和配方,并记录实施眼袋护理过程。

2. 眼袋护理操作流程

第一步,展油(图 6-2-1)。

第二步,全面部安抚(图 6-2-2)。

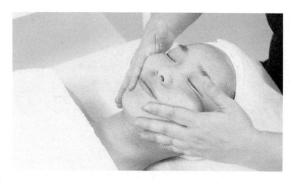
图 6-2-1　眼袋护理第一步

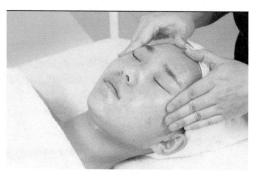
图 6-2-2　眼袋护理第二步

第三步,中指推下眼眶,提拉睛明穴,压眉毛到太阳穴,此步骤操作 3 遍(图 6-2-3)。

第四步,单侧剪刀手从内眼角到外眼角提升,此步骤操作 3 遍,做完一侧再操作另外一侧(图 6-2-4)。

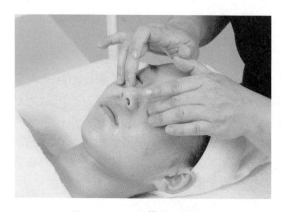
图 6-2-3　眼袋护理第三步

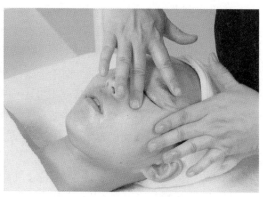
图 6-2-4　眼袋护理第四步

第五步,中指从太阳穴开始推下眼眶,提拉晴明穴,拇指与中指捏眉毛,从眉头捏到眉梢,此步骤操作3遍(图6-2-5)。

第六步,剪刀手提升外眼角,一手固定于外眼角,另一手沿耳前淋巴到锁骨窝,此步骤操作3遍,做完一侧再操作另外一侧(图6-2-6)。

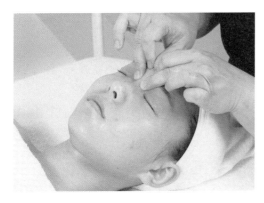　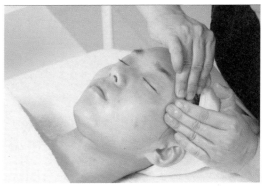

图6-2-5 眼袋护理第五步　　　　　　　图6-2-6 眼袋护理第六步

第七步,全脸安抚,点按太阳穴,操作结束(图6-2-7)。

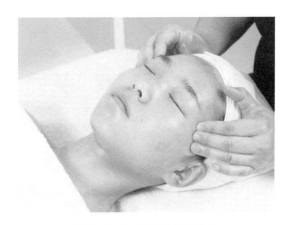

图6-2-7 眼袋护理第七步

任务评价

(1) 根据个案填写眼部护理个案档案(表6-2-4)。

表6-2-4 眼部护理个案档案

您好,为了给您提供最适合于您的疗程方案,请抽些时间协助我们真实、完整地填写您的个人资料。这对您的疗程效果以及我们工作的专业性、严谨性尤为重要,谢谢您的理解与帮助!

个案信息	姓名	性别	年龄	国籍	职业属性	身高	体重	婚姻状况

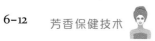

（续表）

	健康状况	您是否长期佩戴隐形眼镜:否( )　是( ) 您是否接受过眼部(内)外科的手术:否( )　是( ) 你是否正在接受眼部的治疗,以及服用或外用某种眼部药物:否( ) 是( ) 如果有以上状况请详细说明:
	生活习惯	是否吸烟:经常( )　偶尔( )　无( )(如有: 支/天) 运动习惯:经常( )　偶尔( )　无( )(如有: 次/星期) 运动方式:太极( )　瑜伽( )　冥想( )有氧( )无氧( ) 其他　　( )
	睡眠质量	好( )　一般( )　不太好( )　请说明:
眼部	皮肤问题	本次希望解决的眼部问题: 眼部疲劳否( )　是( ) 黑眼圈(青色,茶色,黑色)否( )　是( ) 眼　袋(眶隔脂肪型,淋巴水肿型,眼轮匝肌肥厚型) 眼　纹 否( )　是( )
眼部	皮肤状况	检测上下眼睑是否松弛,松弛程度:(1~2 mm,3~4 mm,8 mm以内,8 mm以 外) 内外目眦的间距是否是一个眼裂的宽度: 检测是否有眶隔脂肪脱垂:否( )　是( ) 检测是否有淋巴水肿型眼袋形成:否( )　是( ) 检测是否有眼轮匝肌肥厚型眼袋形成:否( )　是( ) 检测黑眼圈程度:一级青色,二级茶色,三级黑色,再通过眼下黑眼圈的范围追 加在详细说明里
眼部	眼部问题 详细状况 汇总	本信息栏是针对顾客眼部情况的总体反馈,以及改善眼部的状况的总体描述, 是由芳疗师填写,顾客确认。
眼部	照片以及 图片	本信息栏可以是疗程前后照片的存档,如果是纸质档案,则由芳疗师绘图、顾客 确认。图片是为了方便对比效果,绘图则是在无任何检测仪器和图片对比的情 况下绘制,为了留存在案,方便芳疗师进行专业制定疗程和直观地看到效果。

芳香精油护理疗程记录						
日期	眼部问题	疗程次数	芳香精油配方	调配精油 思路说明	改善效果图	顾客本次的满意度 (签字)

　　(2) 分组评价:学习小组在演练过程中,教师、组间分别按照表 6-2-5 进行打分,各项叠加为最终得分。

表6-2-5　眼袋护理测评表

评价指标	分值	内容要求	评分标准	实际得分
基础评估	20分	顾客基本信息（5分）	年龄、性别、眼部问题历史记录准确记录	
		眼部皮肤状态评估(10分)	眼袋类型(淋巴水肿型、眼轮匝肌肥厚型、眶隔脂肪型)准确判断；评估眼部皮肤松弛度、细纹、黑眼圈情况准确	
		生活习惯询问（5分）	询问顾客睡眠、饮食、用眼习惯等	
精油选择与调配	20分	精油搭配合理性(10分)	根据眼袋类型选择合适的精油组合	
		调配比例准确性(10分)	精油与基底油的比例严格按照建议执行	
按摩手法与操作流程	40分	按摩前准备（5分）	清洁面部，双手上油展匀	
		按摩手法正确性(20分)	针对不同类型的眼袋,采用正确的按摩手法	
		按摩力度与舒适度(10分)	力度适中,顾客感到舒适无不适	
		按摩后处理（5分）	热敷、冷敷等后续处理措施正确执行	
健康宣教与日常护理建议	10分	植物类调理宣教(5分)	详细介绍金缕梅纯露、积雪草提取物等植物类产品的使用方法和功效	
		食物类调理建议(5分)	提供丰富多样的食物建议,如鱼类、胡萝卜等,并解释其益处	
顾客反馈与效果评估	10分	顾客即时反馈(5分)	顾客对护理过程及结果满意	
		后续效果追踪(5分)	定期回访顾客,了解眼袋改善情况及后续建议	
总分	100分			

（3）综合芳香精油、按摩手法、饮食作息调整的治理而形成的临床试验,整合在整个过程中的困难、问题所产生的影响并探讨研究解决方法,改善眼袋。

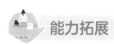 能力拓展

(居家)芳香法护理法及其他护理方式

（1）涂抹精油及按摩:将配制的精油涂抹在眼袋上,并轻轻进行按摩,可促进排除毒素,加速代谢,从而消除眼袋。

（2）湿敷精油：在水里滴入精油，并浸泡棉片，敷在眼睛上，促进眼周肌肤的血液循环，从而消除水肿眼袋，还能淡化黑眼圈。

（3）冰敷精油：如果是因为睡眠不足而引起的眼袋，可以通过冰敷的方法加以缓解。用保鲜纸包好两三块冰粒，在眼袋部位均匀地薄涂一层精油后，把洗脸巾对折盖在眼皮上，然后把冰块放在上面，具有消肿镇静的作用。

（4）精油眼霜：富含植物萃取精华的精油眼霜能有效地预防和修复眼周的皮肤问题。在日常护肤的时候用眼霜能够有效地缓解加深的眼袋问题。

（5）居家以及其他护理方式（含物理方法和膳食法）：①眯眼运动：上下眼睑要有意识地做闭合运动，每日坚持在 100 次以上，使眼睑肌有收缩与放松的感觉，其目的是改善和消除眼睑下垂；②盐水热敷：在一杯热水中放一茶匙盐，搅拌后用药棉吸取盐水敷在眼袋上。待冷了再换热水，反复进行，数天后可使眼袋逐渐回缩；③改善生活习惯：随着年龄的增长，身体必然会出现衰老的症状，此时若能很好地注意养生，劳逸适度、不熬夜和保证充足的睡眠，将会杜绝和延缓眼袋的产生；④睡前不宜多喝水。睡前喝水多了不仅会引起眼袋水肿，还会引起面部水肿，一般晚上 9 点之后就不建议大量喝水；⑤中医祛除眼袋热汤：苹果 3 个、生鱼 1 条、红枣 10 枚、生姜 2 片。在瓦煲内加入清水，用猛火煲滚，然后放入全部材料，改用中火继续煲 2 小时左右，加盐、味精调味食用。功效：此汤可治脾虚、血气不足，防止眼袋生成，消除黑眼圈。

（邓叶青、孙丽、周丹丹）

任务三　眼纹护理

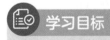 学习目标

1. 了解眼纹的概念、眼纹产生的原因，眼部真皮层皮肤结构和眼纹之间的关系。
2. 了解芳香精油对眼纹的功能特性。
3. 掌握芳香疗法在眼纹问题中的护理方法及配方。
4. 能够在为顾客进行眼纹护理时做好健康宣教。

任务分析

芳香疗法属于自然疗法领域的一部分，因此，芳香疗法的基本原理和针灸推拿、药草植物医学、顺势疗法等有共通之处。这些基本原理可互为补充，并且是人类在生活中通过对自然界的了解而形成。某种程度上，这些理论也会因人而异，不同疗法会有不同的解释。

由于现代很多女性喜欢彩妆，尤其注重于眼部妆容的呈现，因此也造成眼周围皮肤的承受压力增大。如果眼部彩妆没有卸除干净，会慢慢形成黑色素沉淀积累等问题，使眼睛看上去毫无光彩。久而久之，也会使眼角产生细纹。所以对于眼部护理而言，在清洁部分中的卸

妆程序非常重要,只有彻底卸除附在脸上的化妆品,才能更好地进行下一步的护理工序。卸妆也可以通过使用稀释后的精油调和油来进行,这也是精油的其中一项奥妙之处。

针对眼部的芳香精油护理法的疗效非常显著,对于眼部肌肤具有很好的护理功效,如可以改善眼部色素沉淀、减少眼周的皱纹、淡化色斑黑眼圈等。涂抹眼部精油,多做眼部按摩,能够预防出现脂肪粒,促进眼部血液循环,舒缓眼睛的神经压力,并有助于睡眠。

学习内容

1. 眼纹定义及产生原因　随着年龄的增长,皮肤老化,再加上眼部周围肌肤缺乏皮脂腺,因此造成了眼部周围出现各种纹路。眼纹又分为假性干纹和真性皱纹:假性干纹是细细密密的小纹路,因为皮肤过干、熬夜、表情过多而产生;真性皱纹是面部没有表情也不干燥时依然存在的细纹(此类现象一般出现在40岁以上人群)。

(1)眼纹产生的内因:年龄、自然衰老、体质等不可抗因素或者先天因素。

(2)眼纹产生的外因:①长期化妆的习惯:卸妆不彻底,选择卸妆产品不当,或使用了劣质的卸妆产品;②不良生活习惯:有长期的饮酒和吸烟史,熬夜;③皮肤代谢功能弱:角质层缺水,表皮层细胞萎缩;④季节或地域性原因:南北方空气湿度不一样,秋冬季皮肤状态的改变;⑤光老化:光老化导致的真皮层胶原纤维老化,使皮肤出现皱纹。

2. 眼部真皮层皮肤结构和眼纹之间的关系　了解皮肤结构能更清晰地知道眼部皮肤产生问题的根本原因,更好更专业地运用芳香疗法。皮肤分为表皮层、真皮层和皮下组织,其中,真皮层由胶原纤维、弹力纤维、网状纤维、基质、细胞、皮肤附属器官及血管、神经组成。

(1)胶原纤维:又称胶原蛋白,大部分为Ⅰ型和Ⅲ型胶原,Ⅰ型胶原占80%左右,是成熟的胶原;Ⅲ型胶原是幼稚纤细的胶原纤维。胶原纤维的作用是维持皮肤的张力,其特点是韧性大,抗拉力强,但是缺乏弹性。

日晒也就是光老化,可以减少Ⅰ型胶原蛋白的产生,出现皱纹。如果持续日晒可让皮肤松弛。

(2)弹性纤维:由交叉相连的弹性蛋白外绕以微纤维蛋白所构成。对皮肤的弹性、顺应性有重要的作用。

日晒中的长波紫外线(UVA)照射,可以让弹力纤维变细、消失、变短、卷曲、降解,形成浓染的团块状聚集物,导致皮肤弹性下降,产生皱纹。

(3)网状纤维:创伤愈合时,肉芽肿组织可大量增生,可形成瘢痕体。

(4)基质:填充于纤维和纤维束间隙和细胞间的无定形物质,是皮肤的"营养液",不仅可以支撑和连接细胞的作用,而且还有保湿,参与细胞形态变化,增殖分化,迁移和促进胶原纤维生疏的多种生物学作用。

虽然基质在整个皮肤中的重量不足1%,但是组织水化的作用非它莫属,它可以结合1000倍于自身重量的水。真皮层中的胶原虽然起着支撑皮肤的作用,但是还含有大量的水,基质由于光老化带来的代谢减慢,质量下降,也是皮肤皱纹产生和快速衰老的原因之一。

可见,光老化对真皮层的伤害如果不及时止损,就将成为不可逆转的老化现象。

3. 眼纹护理常用精油

(1)乳香精油:功效重点是"回春",经常使用乳香精油搭配天然植物油脂对眼周进行按摩,可以刺激胶原蛋白的再生,从而抚平已经产生的真性皱纹。

(2)茴香精油:改善肌肤松垮和毛孔粗大,有紧实肌肤、除细纹的作用;保湿效果很好,对防止皱纹及橘皮组织等的出现也很有益。

(3)橙花精油:最大的功效就是增强细胞活力,帮助细胞再生,增加皮肤弹性,滋养抗皱,恢复娇嫩,适合干性、敏感性及其他问题皮肤。

(4)玫瑰精油:适用于各种皮肤,有收缩微血管、美白补水、嫩肤平皱等多重功效,特别有助于延缓肌肤老化现象,赋予肌肤青春活力。

(5)百里香精油:可作为膳食抗氧化剂,减缓衰老的过程,使皮肤健康有光泽,但不能长期使用,亦不能高浓度使用。

(6)胡萝卜籽精油:能强化红细胞,改善肤色,使皮肤更紧实有弹性;能促成表皮细胞再生,预防皱纹生成。

(7)广藿香精油:有助于淡化皱纹、瘢痕和妊娠纹,舒缓轻微的皮肤过敏并使肌肤平滑,并能对紫外线所致的光老化皮肤起到保护作用,但气味强烈,需小剂量使用。

(8)白芷精油:具有极佳的抗老化除皱效果,消除色素沉积,促进皮肤的新陈代谢,消肿祛斑,对痤疮(粉刺)、黑头有明显的改善作用。

(9)小麦胚芽精油:有抗氧化作用,可减少过氧化脂质生成,促进皮肤保湿功能,使皮肤润泽,其抗自由基的特性可延缓皮肤老化,促进新陈代谢和皮肤更新。

(10)迷迭香精油:有较强的收敛作用,可清洁毛囊收缩毛孔,为肌肤充分补养,锁水保湿,帮助肌肤维持饱满充盈,收紧毛孔抚平皱纹的同时,令肌肤嫩白弹性。任何肌肤均可使用,特别针对暗黄、松弛的肌肤。

(11)雪松精油:有助于改善面部皱纹,紧致肌肤,提亮肤色,滋养润泽,令肌肤平滑细腻,更有活力,充满年轻光泽。

(12)天竺葵精油:可以收紧面部皮肤,促进血液循环,减缓皮肤老化,减少皱纹;能平衡皮脂分泌,使皮肤饱满、亮泽、细腻。

(13)茉莉精油:可调理干燥及敏感肌肤,平衡油性皮肤,防止皱纹和细纹,增加皮肤弹性,延缓皮肤衰老;能有效清除自由基,具有良好的体外抗氧化活性,是一种天然抗氧化物质来源。

(14)葡萄籽精油:抗氧化、淡化色斑,调节内分泌失调引起的皮肤干燥,降低黑色素,美白肌肤,祛黄褐斑;其有效的抗自由基可延缓衰老,降低体内胆固醇,保护肌肉中的胶原蛋白,保持皮肤原来的弹性,从而减少皱纹产生。

(15)檀香精油:可抗肌肤老化、修复红血丝、安抚凝神;能促进新陈代谢,具有很好的抗氧化效果,可以起到收敛微扩张的毛细血管,并且修复皮肤角质的作用,同时也可以细致毛孔。适合老化、干燥及缺水皮肤。

(16)德国洋甘菊精油:具有抗敏去红血丝、美白补水、抗菌消炎、排毒养颜、放松活络、修复安抚肌肤、促进代谢等功效,并能抗老化、润泽肌肤。

(17)罗马洋甘菊精油:能够起到很好的保湿、护肤的作用,解决肌肤敏感问题,可舒缓敏感性肌肤、保湿、改善干燥、增加弹性,有着肌肤柔和紧致作用。

眼纹常用精油配方见表6-3-1。

表 6-3-1　眼纹常用精油配方

年龄	眼纹的精油配方
14～20 岁	榛果油 10 mL、琉璃苣油 2 滴、德国洋甘菊 1 滴、胡萝卜籽精油 1 滴
20～30 岁	榛果油 10 mL、琉璃苣油 2 滴、月见草油 3 滴、薰衣草精油 2 滴、柠檬精油 1 滴、维 E 胶囊 1 粒、胡萝卜籽精油 2 滴
30～45 岁	榛果油 10 mL、荷荷芭精油 5 滴、薰衣草精油 1 滴、维生素 E 油胶囊 2 粒、柠檬精油 1 滴、玫瑰精油 1 滴、胡萝卜籽精油 3 滴
45 岁以上	榛果油 10 mL、琉璃苣油 2 滴、月见草油 3 滴、薰衣草精油 2 滴、柠檬精油 1 滴、维生素 E 油胶囊 2 粒、胡萝卜籽精油 2 滴
症状	精油配方
眼部干纹	葡萄籽精油 4 mL＋小麦胚芽精油 1 mL＋乳香精油 1 滴＋玫瑰精油 1 滴＋迷迭香精油 1 滴
眼部表情纹	葡萄籽精油 3 mL＋玫瑰果精油 1 mL＋小麦胚芽精油 1 mL＋迷迭香精油 1 滴＋广藿香精油 1 滴＋玫瑰精油 1 滴
眼部鱼尾纹	阿甘油 10 mL＋永久花精油 1 滴＋天竺葵精油 1 滴＋薰衣草精油 1 滴
眼部去皱	葡萄籽精油 2 mL＋摩洛哥坚果精油 3 mL＋永久花精油 1 滴＋天竺葵精油 1 滴＋乳香精油 1 滴

说明：混合以上的成分调配成眼部护理油，每次取少量涂抹在眼周围，从颧骨顶端开始，但不要涂在睫毛下面的位置。让眼部护理油在眼周停留几分钟，待吸收后轻拭去多余的浮油脂，需坚持每天晚上使用。需要注意的是，无论用的是眼油还是眼霜，眼睛周围如果用了过于厚重的保养品都会导致眼皮松弛。

🔍 任务准备

调配工具、精油原材料、参考书籍、实验对象、实施测验的记录手册、效果评价手册、效果调查问卷等。

👩 任务实施

1. 调配并记录　在指导教师的引领下，有针对性地调和配方，并记录眼纹护理实施过程。
2. 眼纹护理操作流程
第一步，展油(图 6-3-1)。
第二步，全面部安抚(图 6-3-2)。

眼纹护理视频

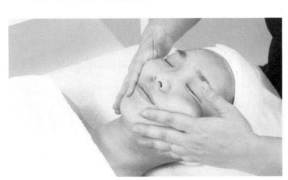

图 6-3-1　眼纹护理第一步

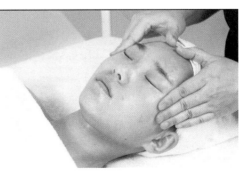

图 6-3-2　眼纹护理第二步

第三步,中指按揉印堂、攒竹、鱼腰、丝竹空、瞳子髎、球后、承泣、四白、晴明穴,此步骤操作3遍(图6-3-3)。

第四步,眼周画"八"字,从下眼眶开始提升外眼角到同侧眉毛,行至对侧下眼眶提升外眼角到同侧眉毛,循环往复,此步骤操作3遍(图6-3-4)。

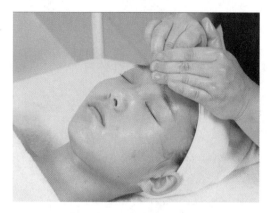

图6-3-3　眼纹护理第三步

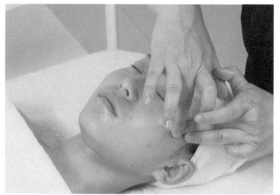

图6-3-4　眼纹护理第四步

第五步,眼周画"八"字,在外眼角处双手交替画"C"字,做完一侧再操作另外一侧,此步骤操作3遍(图6-3-5)。

第六步,眼周画"八"字,在外眼角处双手食指滚动提升,做完一侧再操作另外一侧,此步骤操作3遍(图6-3-6)。

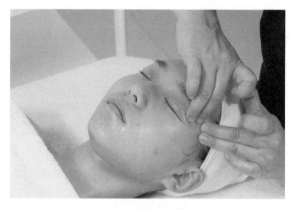

图6-3-5　眼纹护理第五步

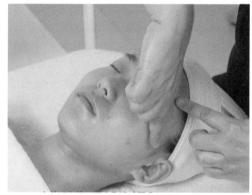

图6-3-6　眼纹护理第六步

第七步,拉摩额头,从中间到一侧,回到中间,然后拉摩另一侧,回到中间,循环往复,此步骤操作3遍(图6-3-7)。

第八步,全脸安抚,点按太阳穴,操作结束(图6-3-8)。

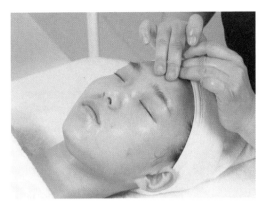

图6-3-7 眼纹护理第七步

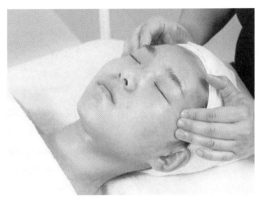

图6-3-8 眼纹护理第八步

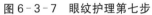 任务评价

（1）分组评价：学习小组在演练过程中，教师、组间分别按照表6-3-2进行打分，各项叠加为最终得分。

表6-3-2 眼纹护理测评表

评价指标	分值	内容要求	评分标准	实际得分
基础评估	20分	顾客基本信息（5分）	年龄、性别、眼部问题历史记录准确记录	
		眼部皮肤状态评估（10分）	眼纹准确判断；评估眼部皮肤松弛度、黑眼圈情况准确	
		生活习惯询问（5分）	询问顾客睡眠、饮食、用眼习惯等	
精油选择与调配	20分	精油搭配合理性（10分）	根据眼纹选择合适的精油组合	
		调配比例准确性（10分）	精油与基底油的比例严格按照建议执行	
按摩手法与操作流程	40分	按摩前准备（10分）	清洁面部，双手上油展匀	
		按摩手法正确性（20分）	针对眼纹，采用正确的按摩手法	
		按摩力度与舒适度（10分）	力度适中，顾客感到舒适无不适	
健康宣教与日常护理建议	10分	植物类调理宣教（5分）	详细介绍乳香、茴香等植物类产品的使用方法和功效	
		食物类调理建议（5分）	提供丰富多样的食物建议，如鱼类、胡萝卜等，并解释其益处	

(续表)

评价指标	分值	内容要求	评分标准	实际得分
顾客反馈与效果评估	10分	顾客即时反馈（5分）	顾客对护理过程及结果的满意	
		后续效果追踪（5分）	定期回访顾客，了解眼纹改善情况及后续建议	
总分	100分			

（2）综合芳香精油、按摩手法、饮食作息调整的综合治理形成的临床试验，综合整理这个过程中所遇到的困难、问题，并针对问题所产生的影响进行探讨研究更有针对性的解决方案，致力于改善眼纹。

（3）建立眼部个案档案：参考"任务二眼袋护理"。

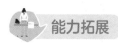 能力拓展

带领学习者在本校或者家里，找到所学习的眼部问题个案。根据所学内容，熟练地观察并找出眼纹、眼袋、黑眼圈等眼部问题。再结合个案问题，帮助个案用学过的芳香知识和手法，为个案调配精油配方和做眼部护理，增加实践能力。

参观工厂生产的传统化学原材料眼霜的研发过程和制作过程，一般情况下，维生素 E、抗菌剂都是眼霜制作的必要原材料，并更深入地了解芳香精油眼霜的调配比例，增加对芳香疗法的认知和信心。

（邓叶青、孙丽、周丹丹）

模块四

芳香健体方案定制

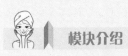 **模块介绍**

　　芳香健体方案定制是在有效咨询后,根据个案做出正确判断,并给予芳香疗法配方。通过前面学习的"精油调配"进行实践,调配好后,按照一定芳香护理流程,完成个案护理项目。这是芳疗师工作中整体调理较为重要的一环。

　　芳香健体方案定制包括芳香体质保健、芳香头部保健、芳香呼吸及肠道保健、芳香生殖保健。芳香体质保健包括平和体质芳香保健和亚健康体质芳香保健。芳香头部保健包括情绪舒压、脑力养护、失眠调理、发质美护。芳香呼吸及肠道保健包括呼吸系统保健、食欲欠佳调理、便秘调理、消化不良调理。芳香生殖保健包括盆腔保健、美胸保健。总计12个任务。通过对顾客问题的判断、不同问题下如何选择不同功效的精油、出具芳疗配方、同时也可通过中医经络及其他方式进行整体辅助调理。

　　本内容中体质分类根据中华中医药学会2009年发布的《中医体质分类与判定》,中医体质共分为9种基本类型:平和质、气虚质、阳虚质、阴虚质、痰湿质、湿热质、瘀血质、气郁质、特禀质,大致分为2个大类,即平和体质与亚健康体质。

项目七 芳香体质保健

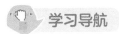 学习导航

芳香体质保健

平和体质芳香保健
- 平和体质特征及保养流程
- 平和体质的芳香调理重点
- 平和体质选择的精油
- 了解个案中平和体质的配比原则、做出配方
- 整体调理方法
- 健康建议

亚健康体质芳香保健
- 亚健康体质判断及易患的成因
- 亚健康体质芳香调理
- 亚健康操作方法及流程

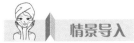 情景导入

姓名:YY,性别:女,年龄:37岁。

主诉症状:减肥很难进行下去、胃胀气、吃不了多少东西就觉得胃胀不消化,稍微动一动就会出汗,有时候会心慌,早上起床困难,没干什么也觉得很累、痰多,总觉得嘴巴里有痰咽不下去。性格不是那么活泼好动,很多事情愿意自己承担,能不麻烦别人就不麻烦别人,通常给自己压力很大。肝肾功能:良好。慢性病:无。服用药物:无。

通过主诉症状的几项内容,能判断出YY属于什么体质吗?那么如何选择适合该体质的精油呢?

任务一   平和体质芳香保健

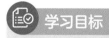 **学习目标**

1. 了解体质类型、体质的芳香调理重点。
2. 了解个案中不同体质的精油配比原则、做出配方。
3. 详细了解并判断顾客体质,制定精油调理方案得到顾客认可,与顾客沟通交流顺畅。

任务分析

在芳香体质保健中,帮助顾客找到其需要调理的方向,重点在于体质类型的判断和精油的选择。精油选择时不同体质中可能出现重叠,此时需要重点分析个案。

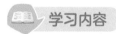 **学习内容**

1. 平和体质特征及保养流程   平和体质特征见表7-1-1,平和体质保养流程见图7-1-1。

表7-1-1   平和体质特征

平 和 体 质	
整体	气血阴阳平衡、血液循环良好、没有感觉不舒服
体型	体形匀称健壮
头发	头发浓密有光泽
肌肤	肌肤饱满、脸色红润
眼神	眼神锐利
语言	语言有力
嗅觉	嗅觉灵敏
其他	精力充沛、处事乐观、适应能力强

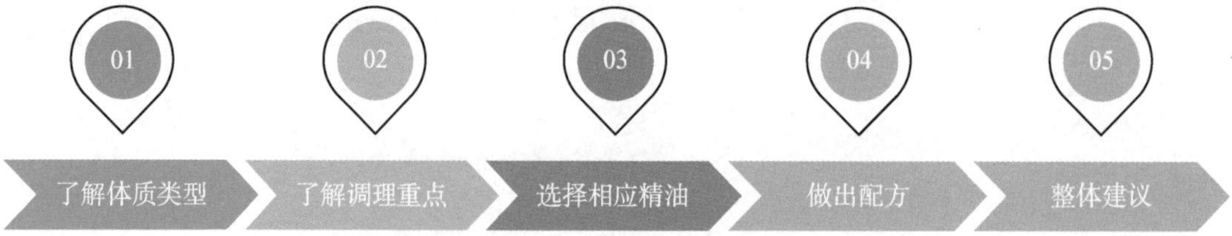

了解体质类型   了解调理重点   选择相应精油   做出配方   整体建议

图7-1-1   平和体质保养流程

2. 平和体质的芳香调理重点　平和体质(健康体质)是正常和健康的体质,是我们很多人所向往的好身体,对自然环境和社会环境适应能力较强。芳疗的调理可以平衡免疫、维持平和体质、适合于定期做保养。

3. 平和体质选择的精油　平和体质护理选择的精油见表7-1-2。

表7-1-2　平和体质精油选择表

精油选择	植物科属	萃取	代表成分	主要功效
古巴香酯精油	豆科古巴属	树脂蒸馏	倍半萜烯	消炎、抗感染、抗病毒、提升全身免疫、给予温暖
乳香精油	橄榄科乳香属	树脂蒸馏	单萜烯、倍半萜烯、酯类	促进愈合、激励免疫、补氧
茶树精油	桃金娘科白千层属	叶片蒸馏	单萜醇、单萜烯、氧化物	广谱抗菌、激励免疫、恢复生机、保持活力

4. 了解个案中平和体质的配比原则、做出配方　平和体质在配比上可以考虑全身3%的日常保养比例。

配方:乳香精油5滴、茶树精油2滴、甜橙精油5滴、薰衣草精油3滴+20 mL基础油。

香薰:雪松精油3滴、佛手柑精油3滴。

5. 整体调理方法　平和体质的调理以按摩脊柱为主。芳香按摩应该环境安静、手法轻缓,起到调节平衡、改善功能、帮助血液循环更通畅的作用。背部的经络连接身体各个部位,经常做背部按摩能打通全身气血、促进血液、淋巴循环及组织间的代谢,可缓解全身疲惫和肌肉疼痛,祛病强身,增加抵抗力。

6. 健康建议

(1) 正确饮食:按照营养金字塔进食,18:00以前完成当日进食。

(2) 日常锻炼:可每日进行30分钟有氧运动。

(3) 休息与压力调节:建议作息规律,23:00之前休息。

🔍 任务准备

(1) 精油、调配瓶、基础油。

(2) 按摩床、干净的浴巾、毛巾。

(3) 安静的环境。

👩 任务实施

1. 平和体质精油调理操作步骤

(1) 先和顾客轻松沟通,保持环境温馨,并根据香薰方案进行扩香。

(2) 顾客趴在按摩床上。操作者的手从这一刻起不离开被调理者,一只手放在其头部,另一只手放在其尾椎部位,做同频呼吸。当感受到同频后(此时进入深度放松)进入下一步

平和体质
芳香保健
护理视频

操作。

1）双手放在心轮做顺时针按摩（力度大概5克力，相当于0.049 N），重复3次。

2）从尾椎推到颈椎，自下而上做五分带激活（督脉、膀胱经），3～5次。

3）按摩头部，多点按。

4）耳朵减压（轻轻揉捏耳垂）。

（3）具体手法操作步骤

第一步，芳疗师双掌带力同时从背中间分开，一手按在肩胛中间，一手按在八髎穴上，手掌向外撑开，呼吸3遍，下拉床单（图7-1-2）。

第二步，双手空安抚从腰部到肩头、手臂，后挨着床单两侧包回到腰（图7-1-3）。

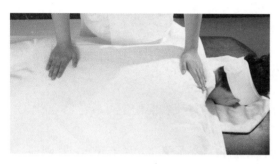 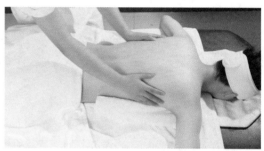

图7-1-2　平和体质芳香保健第一步　　图7-1-3　平和体质芳香保健第二步

第三步，芳疗师左手放于腰处，右手取油倒至掌心，双手展油，右手从肩到腰，左手紧随其后，双掌由腰部分三段打圈至肩部，再回腰部把油展匀（图7-1-4）。

第四步，双手同时由腰顺夹脊上推至肩部，后双手打开推至大臂，从两侧包回到腰（图7-1-5）。

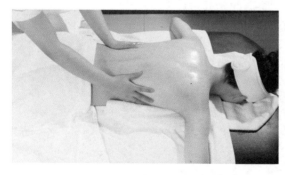 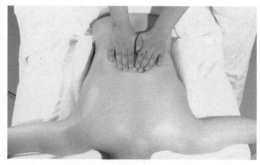

图7-1-4　平和体质芳香保健第三步　　图7-1-5　平和体质芳香保健第四步

第五步，双掌同时由腰向上对拧整个背部，到肩时双掌用力，分别滑到大臂，再回到肩部中间，同时推双臂，再双掌同时推整个背部，滑"M"型回到腰部（图7-1-6）。

第六步，双掌重叠在腰部画"8"字，在腰下压，在臀上提，双掌用力画扇形，安抚腰部3次（图7-1-7）。

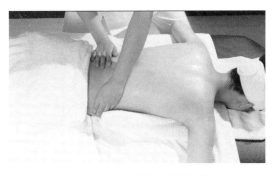

图 7-1-6　平和体质芳香保健第五步

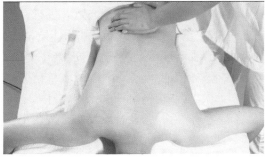

图 7-1-7　平和体质芳香保健第六步

第七步,双拇指同时用力向上推腰部夹脊 3 次,从侧面双掌贴合腰部包腰至八髎区(图 7-1-8)。

第八步,双手拇指推夹脊,双拇指同时用力由腰椎夹脊至风池点穴,后 4 指带力划肩包双臂,从侧面包腰至八髎(图 7-1-9)。

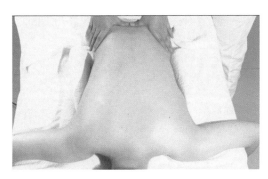

图 7-1-8　平和体质芳香保健第七步

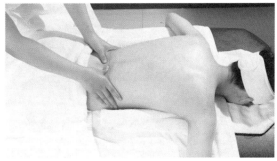

图 7-1-9　平和体质芳香保健第八步

第九步,双手握拳同时用力向上推腰 3 次,双手握拳同时由腰椎夹脊到颈部,安抚结束(图 7-1-10)。

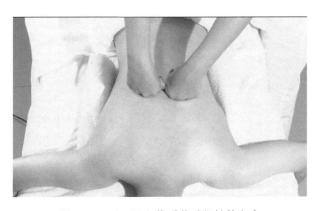

图 7-1-10　平和体质芳香保健第九步

2. 小组练习　3 人一组(芳疗师、助手及顾客)。

(1)练习个案咨询:模拟与顾客进行轻松沟通,掌握对方身体状况、实际症状、想要调理的方向。确定顾客体质类型为平和体质是选择精油并进行调配的关键。

(2)芳香调理重点:平衡免疫、维持平和体质。

(3)选择精油:乳香、茶树、薰衣草精油。

(4)做出配方:确定调配比例(身体 3%)进行调配,香薰佛手柑、甜橙同时进行使用。

(5)整体方法实施:香薰及按摩按照步骤进行。过程中始终保持和顾客的同频呼吸,手不离开顾客。

任务评价

分组评价:学习小组在演练过程中,教师、组间分别按照表 7-1-3 进行打分,各项叠加为最终得分。

表 7-1-3　平和体质保养测评表

评价指标	分值	内容要求	评分标准	实际得分
准备与专业度	20 分	卫生与着装(5 分)	芳疗师穿戴整洁,符合专业卫生要求; 双手洁净,使用前已消毒	
		仪器与工具准备(5 分)	所需理疗仪器、工具(如按摩器具、热敷包、精油等)准备齐全且清洁; 仪器功能正常,无损坏或过期产品	
		专业知识与沟通(10 分)	芳疗师对和平体质的特点、调养原则有深入了解; 与顾客沟通顺畅,能准确理解顾客需求,提供专业建议	
调理过程评估	50 分	手法技巧(20 分)	手法熟练,力度适中,不造成顾客不适; 根据和平体质特点,采用适宜的按摩、推拿或穴位按压手法	
		理疗程序(15 分)	调理程序清晰,步骤合理,符合和平体质调养原则; 无遗漏或多余操作,时间控制得当	
		顾客反馈(15 分)	顾客在调理过程中感觉舒适,无疼痛或不适感; 顾客对芳疗师的手法、态度表示满意	
效果评估与后续建议	20 分	即时效果(10 分)	顾客在接受调理后,感觉身体放松,精神状态有所提升; 若有特定问题(如轻微疼痛、紧绷感),得到有效缓解	
		后续建议(10 分)	芳疗师根据顾客体质及调理效果,提供个性化的后续调养建议; 建议内容具体、可行,包括饮食、运动、生活习惯等方面的指导	
整体印象与顾客满意度	10 分	整体印象(5 分)	理疗室环境整洁、舒适,氛围温馨; 芳疗师态度亲切、专业,服务周到	
		顾客满意度(5 分)	顾客对本次调理的整体体验表示满意或非常满意; 愿意再次接受该芳疗师的服务或推荐给他人	
总分	100 分			

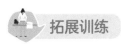

拓展训练

能独立完成个案咨询，并给新人讲述整体过程。

（李娜、朱薇）

任务二　亚健康体质芳香保健

学习目标

1. 了解亚健康体质类型、掌握该体质易患的身体疾病、了解成因。
2. 掌握学习个案实际操作方法及流程。
3. 能够根据调理方向选出适合的精油、制定配方、给出注意事项提醒。
4. 能够给亚健康体质顾客进行健康宣教。

任务分析

在芳香体质保健中帮助顾客找到她所需要调理的方向，重点在于体质类型的判断和精油的选择上。精油选择时不同体质可能出现重叠，此时需要重点分析个案。

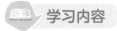
学习内容

1. 亚健康体质判断及易患疾病的成因
亚健康体质分类及特征见表7-2-1。

表7-2-1　亚健康体质分析表

体质分类	整体特征	易患疾病	成因
气虚体质乏力一族	元气不足、易疲乏、气短、多汗、易出虚汗、面色萎黄、瘦弱或虚胖、易腹胀、舌淡红、舌边有齿痕脉弱	易感冒、免疫力低、自愈能力弱、代谢性疾病、脾胃问题、心律不齐等	遗传、熬夜、情绪不畅、长期节食减肥、长期服用药物
阳虚体质怕冷一族	畏寒怕冷、四肢不温、意志力薄弱、易疲劳、易腹泻、易浮肿、尿频、口淡、性欲减退、腰腿酸痛、舌淡胖嫩、脉沉	水肿、宫冷不孕、痛经、闭经、早衰、消化不良、腹泻、胸闷、心绞痛、冠心病、胃溃疡等	遗传、穿着不保暖、纵欲劳累、饮食、环境寒凉、长期服用药物

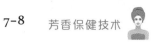

（续表）

体质分类	整体特征	易患疾病	成因
阴虚体质 口渴一族	阴液亏少、口燥咽干、手足心热、鼻微干等虚热表现、喜冷饮、大便干燥、舌红少津、脉细数、性情急躁、外向好动活泼	易患咳嗽、失眠多梦、冠心病、心肌缺血、心肌炎、胆囊炎、支气管炎、肺结核、月经不调、腰膝酸软、妇科疾病、甲亢等	遗传、经常熬夜、女性三期耗血、情绪压抑、食物辛辣刺激、长期服用中药、降压药等
气郁体质 郁闷一族	形体瘦者为多、神情抑郁、情感脆弱、烦闷不乐、焦虑胸闷、敏感多虑、易心慌失眠、爱叹气、喉咙有异物感、月经前乳房胀痛、痛经、舌淡红、苔薄白、脉弦	失眠健忘、乳房胀痛、月经不调、抑郁症、慢性咽炎、胃肠功能紊乱、内分泌失调（如甲状腺机能异常）、肌瘤、肿瘤、口腔溃疡、神经功能症等	遗传、幼年精神打击、工作压力太大、欲望长期得不到满足
湿热体质 长痘一族	形体中等或偏瘦、湿热内蕴、面泛油光易生痤疮、口苦口干、身重困倦、大便黏滞不畅或燥结、小便灼热短黄、男性易阴囊潮湿、女性易带下色黄、舌质偏红、苔黄腻、脉滑数、容易心烦急躁	疮疖、粉刺、毛囊炎、湿疹、体癣、口臭、肥胖、脂肪肝、糖尿病、高血脂胆石症、黄疸、便秘、妇科炎症等	遗传、肝胆脾胃功能失调、抽烟、喝酒、熬夜、情绪压抑、滋补过度或不当、环境湿热
痰湿体质 肥胖一族	体形肥胖、腹部肥满松软。多汗且黏、胸闷、常感到肢体酸困沉重、不轻松、面部经常有油腻感、嘴里常常有黏黏或甜腻的感觉、平时痰多、苔腻、脉滑、性格偏温和、稳重、多善于忍耐	容易引起代谢疾病、肥胖症、支气管炎、冠心病、高血压、高脂血症、糖尿病、中风、阿尔茨海默病、脂肪肝、前列腺炎、女子带下病等	体内湿邪无法代谢、久坐伤肺、饮食不节制伤脾胃、口味重伤肾
血瘀体质 长斑一族	胖瘦均见、肤色晦暗、色素沉着、容易出现瘀斑、口唇黯淡、舌黯或有瘀点、舌下络脉紫黯或增粗、脉涩、易烦、健忘	长斑、偏头痛、胸痛、胃痛、关节痛、痛经、痛风、痤疮、出血、中风、冠心病胆结石、肾结石、肿瘤、盆腔炎、泌尿生殖系统感染等	遗传、情绪不佳、肝气郁结、久病不愈（长期慢性病）、工作生活环境寒冷、受到比较严重的创伤、长期服药
特禀体质 过敏一族	先天禀赋异常者或有畸形、生理缺陷、常伴有过敏体质。常见哮喘、风团、咽痒、即使不感冒也容易鼻塞、打喷嚏、流鼻涕、容易对药物、食物、气味、花粉、季节过敏、皮肤容易起荨麻疹、皮肤常因过敏而出现紫红色瘀点、瘀斑、皮肤常一抓就红、并出现抓痕	过敏体质者易患哮喘、荨麻疹、花粉症及药物过敏等；遗传性疾病如血友病、先天愚型等；胎传性疾病如五迟（立迟、行迟、发迟、齿迟和语迟）、五软（头软、项软、手足软、肌肉软、口软）、解颅、胎惊等	属于一种特殊体质，其体内含有的特殊物质较常人多，一般情况下并不会出现特别的症状，一旦条件合适，或者这种物质受到某方面的刺激，就会对人体产生作用，使人体某些器官或部位表现出一定的反应，这种物质称为抗原物质

2. 亚健康体质芳香调理　亚健康体质调理精油选择见表7-2-2。

表7-2-2　亚健康体质精油选择

体质分类	调理方向	适合的精油	配方	注意事项
气虚体质 乏力一族	补气健脾 提升能量 强化免疫	岩兰草、黑云杉、柠檬香茅、肉桂、甜茴香、依兰、玉兰、欧薄荷精油	1. 涂抹配方：岩兰草精油4滴、黑云杉精油5滴、甜茴香精油4滴、肉桂精油2滴、依兰精油1滴、生姜精油3滴、甜橙精油3滴+30 mL葡萄籽油 2. 香薰配方：雪松精油3滴、茉莉精油4滴、甜橙精油5滴	注意保暖，出汗后注意立即擦干以免外邪入侵，避免疲劳（过劳严重伤气）
阳虚体质 怕冷一族	温补脾肾 化湿通阳 妇科保养	肉桂、茉莉、玫瑰、杜松浆果、黑胡椒、橙花、檀香、葡萄柚精油	1. 涂抹配方：生姜精油5滴、黑胡椒精油4滴、肉桂精油2滴、茉莉精油4滴、玫瑰精油3滴、檀香精油4滴+30 mL葡萄籽油 2. 香薰配方：马郁兰精油2滴、黑云杉精油2滴、佛手柑精油3滴	秋冬暖衣温食，注意腰部和下肢保暖，每日热水泡脚。夏季暑热多汗，避免强力劳作和大汗，不可贪凉饮冷，多在阳光充足的户外活动
阴虚体质 口渴一族	滋阴清热 调补肝肾	橙花、薰衣草、快乐鼠尾草、依兰、天竺葵、茉莉、洋甘菊、迷迭香、岩兰草精油	1. 涂抹配方：薰衣草精油3滴、茉莉精油3滴、依兰精油2滴、檀香精油3滴、迷迭香精油2滴、岩兰草精油4滴、天竺葵精油2滴、柠檬精油3滴 2. 香薰配方：天竺葵精油3滴、薰衣草精油1滴、快乐鼠尾草精油1滴	多做步行运动，促进气血循环，避免寒冷刺激。气为血帅，注意情志舒畅，勿恼怒郁愤
气郁体质 郁闷一族	疏肝理气 淋巴排毒 放松心情	薄荷、迷迭香、天竺葵、玫瑰、佛手柑、柠檬草、檀香、洋甘菊、冬青、快乐鼠尾草精油	1. 涂抹配方：天竺葵精油3滴、快乐鼠尾草精油3滴、佛手柑精油5滴、薄荷精油4滴、薰衣草精油4滴、迷迭香精油3滴、丝柏精油1滴+30 mL葡萄籽油 2. 香薰配方：薰衣草精油2滴、佛手柑精油3滴、罗马洋甘菊精油1滴	衣着宽松透气，鞋袜也不宜约束过紧，否则易影响气血运行。进行适量的有氧运动，促进血液循环
湿热体质 长痘一族	疏肝利胆 祛湿清热 清除粘滞	茶树、罗马洋甘菊、摩洛哥蓝艾菊、丝柏、广藿香、天竺葵、佛手柑精油	1. 涂抹配方：茶树精油4滴、松红梅精油4滴、广藿香精油2滴、丝柏精油3滴、罗马洋甘菊精油2滴、天竺葵精油2滴、佛手柑精油5滴+30 mL葡萄籽油 2. 香薰：佛手柑精油3滴+檀香精油2滴+天竺葵精油1滴	进行规律的有氧运动，不宜熬夜或过度疲劳。要保持二便通畅，防止湿热郁聚，注意个人卫生，预防皮肤病变
痰湿体质 肥胖一族	健脾利湿 化痰降浊	尤加利、薰衣草、丝柏、茶树、甜橙、雪松、杜松、葡萄柚、柠檬、广藿香、罗勒、杜松、生姜精油	1. 涂抹配方：雪松精油4滴、生姜精油4滴、杜松精油2滴、广藿香精油2滴、葡萄柚精油5滴、丝柏精油2滴、柠檬精油4滴+30 mL甜杏仁油 2. 香薰配方：天竺葵精油1滴、佛手柑精油2滴、葡萄柚精油2滴	改变饮食习惯，戒酒、多运动，运动环境宜温暖宜人。要注意运动的节奏，循序渐进地进行。

（续表）

体质分类	调理方向	适合的精油	配方	注意事项
血瘀体质长斑一族	化瘀散结促进循环	大西洋雪松、马鞭草同迷迭香、生姜、乳香、没药、永久花松红梅、葡萄柚精油	1. 涂抹配方：乳香精油 5 滴、生姜精油 3 滴、永久花精油 5 滴、大西洋雪松精油 3 滴、松红梅精油 3 滴、葡萄柚精油 4 滴＋30 mL 甜杏仁油 2. 香薰配方：马郁兰精油 2 滴、雪松精油 1 滴、甜橙精油 4 滴	多喝水，充分稀释血液；气为血帅，注意情志舒畅，勿恼怒郁愤，保持快乐，注意保暖是最简便的瘀血防治法
特禀体质过敏一族	平和体制提高免疫力	洋甘菊、松红梅、岩兰草、欧薄荷、广藿香、摩洛哥蓝艾菊精油	1. 涂抹配方：罗马洋甘菊精油 4 滴、松红梅精油 3 滴、岩兰草精油 4 滴、广藿香精油 3 滴、蓝艾菊精油 3 滴、欧薄荷精油 5 滴＋金盏花油 30 mL 2. 香薰配方：雪松精油 3 滴、佛手柑精油 5 滴	把好出生第一关；生活中防过敏，生活用品勤洗勤晒，提高免疫力，避免过敏原的刺激，保持心情愉快

3. 亚健康操作方法及流程　亚健康操作方法及流程见表 7-2-3。

表 7-2-3　亚健康操作方法及流程

体质分类	保健位置或穴位	操作方法	其他保健方法或补充
气虚体质乏力一族	1. 足三里穴——小腿外膝眼下 3 寸、胫骨外侧 2. 关元穴——前正中线上，当脐中下 3 寸 3. 气海穴——前正中线上，当脐中下 1.5 寸 4. 神阙穴——在脐中部，脐中央 5. 涌泉穴——位于足底部，蜷足时足前部凹陷处，约当足底第 2,3 跖趾缝纹头端与足跟连线的前 1/3 与后 2/3 交点上	于神阙穴、关元穴顺时针涂抹按摩 20～30 下，重复 3 次；到达足三里穴，涂抹精油后点按 60 下。脚底可泡脚后进行 5 分带激活及脚后跟点按至脚尖	
阳虚体质怕冷一族	1. 足三里穴——小腿外膝眼下 3 寸、胫骨外侧 2. 命门穴——后正中线上，第 2 腰椎棘突下凹陷中 3. 肺俞穴——第 2 腰椎棘突下，旁开 1.5 寸 4. 脊柱和脚底	做脊柱、小腿和脚底按摩。其中脊柱按照"平和体质"的操作方式，从尾椎推至颈椎，中间重点注意命门穴和肺俞穴，推至头部进行点按，按揉耳廓。脚底可泡脚后进行 5 分带激活及脚后跟点按至脚尖	摩擦腰肾法：以两手平掌的鱼际、掌根或两手虚拳的拳眼、拳背着力，同时做上下左右摩擦两侧腰骶部。每次 15 分钟、每天 2 次、10 天一疗程
阴虚体质口渴一族	1. 血海穴——屈膝，在髌骨内上缘上 2 寸 2. 内关穴——腕横纹上 2 寸 3. 脊柱（重点后腰）	做脊柱、血海穴、内关穴和脚底的涂抹按摩。其中脊柱按照"平和体质"的操作方式，从尾椎推至颈椎，中间重点注意	过程中血海穴和内关穴每次按压操作 5～10 分钟

（续表）

体质分类	保健位置或穴位	操作方法	其他保健方法或补充
	4. 脚底	后腰部位,推至头部进行点按,按揉耳廓。脚底可泡脚后进行 5 分带激活及脚后跟点按脚尖	
气郁体质郁闷一族	1. 肝经。 2. 太冲穴——位于足背,第 1、第 2 跖骨间 3. 膻中穴——位于前正中线,平第 4 肋间,两乳头连线的中点	按照肝经循行路线涂抹按摩,可采取刮痧或敲打的方式。用大拇指或中指按压太冲穴和膻中穴每次按压操作 5～10 分钟	
湿热体质长痘一族	1. 脊柱 2. 脾经 3. 胃经 4. 阳陵泉穴——在小腿外侧,腓骨头前下方凹陷中 5. 阴陵泉穴——位于小腿内侧,胫骨内侧髁下缘与胫骨内侧缘之间的凹陷中	脊柱 5 分带激活,激发自体免疫系统、改善脾胃功能。从尾椎推至颈椎,推至头部进行点按,按揉耳廓。用大拇指或中指按压阴陵泉穴和阳陵泉穴,每次按压操作 5～10 分钟	
痰湿体质肥胖一族	1. 中脘穴——在上腹部,前正中线上,当脐中上 4 寸 2. 气海穴——前正中线上,当脐中下 1.5 寸 3. 关元穴——前正中线上,当脐中下 3 寸 4. 天枢穴——位于腹部,横平脐中,前正中线旁开 2 寸	将调配好的精油涂在腹部肚脐周围,大圈顺时针按摩 20～30 下,重复 3 次,按压中脘穴、气海穴、关元穴、天枢穴各 30 秒到 1 分钟	
血瘀体质长斑一族	1. 血海穴——屈膝、在髌骨内上缘上 2 寸 2. 内关穴——腕横纹上 2 寸,掌长肌腱与桡侧腕屈肌腱之间 3. 淋巴 4. 肝区	用调配好的精油促进淋巴循环,耳后、锁骨、腋下、胸腺、腹部、委中、腹股沟等处做淋巴引流的轻柔抚触,重点在肝区位置多停留。按压血海穴、内关穴各 60 下	
特禀体质过敏一族	1. 足三里穴——小腿外膝眼下 3 寸、胫骨外侧 2. 关元穴——前正中线上,当脐中下 3 寸 3. 神阙穴——在脐中部,脐中央 4. 肾经	精油调配好后,推肾经,可揉捏或敲打。按摩足三里穴、关元穴、神阙穴各 30 秒到 1 分钟	

任务准备

（1）精油、调配瓶、基础油。
（2）按摩床、干净的浴巾、毛巾。
（3）安静的环境。

任务实施

1. 亚健康具体手法操作步骤

第一步，芳疗师双手上油后，在顾客胸前交替拉抹至肩，到后颈部风池穴，来回几遍把油展匀（图7-2-1）。

第二步，胸前双手跪指向外打圈到肩头（图7-2-2）。

亚健康
体质芳香
保健护理
视频

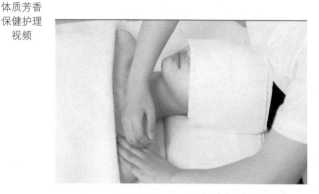

图7-2-1 亚健康体质芳香保健第一步　　图7-2-2 亚健康体质芳香保健第二步

第三步，安抚肩颈至头部两侧（图7-2-3）。

第四步，顺势将顾客头部侧向一边，拇指划肩颈到风池穴来回带力（图7-2-4）。

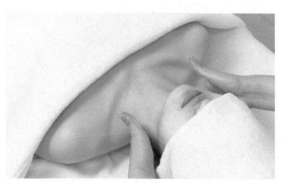

图7-2-3 亚健康体质芳香保健第三步　　图7-2-4 亚健康体质芳香保健第四步

第五步，拳刮肩颈到脖子（图7-2-5）。
第六步，拳顶肩部疲劳肌（图7-2-6）。

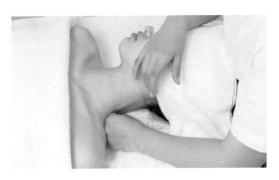

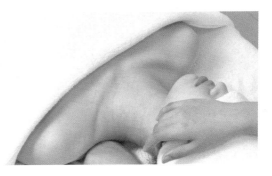

图 7 - 2 - 5　亚健康体质芳香保健第五步　　　　　图 7 - 2 - 6　亚健康体质芳香保健第六步

第七步,换另一侧,重复第四、五、六步(图 7 - 2 - 7)。
第八步,将头扶正,安抚前胸至肩胛,四指顶肩胛三穴,安抚结束(图 7 - 2 - 8)。

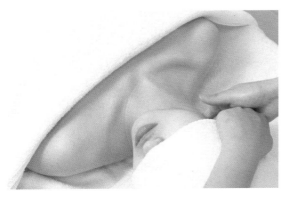

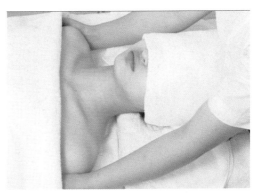

图 7 - 2 - 7　亚健康体质芳香保健第七步　　　　　图 7 - 2 - 8　亚健康体质芳香保健第八步

2. **小组练习**　3 人一组(芳疗师、助手及顾客)。

(1) 练习个案咨询:模拟与顾客进行轻松沟通,掌握对方身体状况、实际症状、想要调理的方向。确定顾客体质类型是选择精油并进行调配的关键。

(2) 选择精油、做出配方:了解体质后,确定芳疗调理方向、选择适合的精油、确定调配比例进行调配。香薰方案同时进行。

(3) 整体方法实施:香薰及按摩按照步骤进行。过程当中始终保持和顾客的同频呼吸,手不离开顾客。

🧑 任务评价

分组评价:学习小组在演练过程中,教师、组间分别按照表 7 - 2 - 4 进行打分,各项叠加为最终得分。

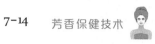
表7-2-4　亚健康体质保养测评表

评价指标	分值	内容要求	评分标准	实际得分
准备与专业度	20分	卫生与着装（5分）	芳疗师穿戴整洁,符合专业卫生要求; 双手洁净,使用前已消毒	
		仪器与工具准备(5分)	所需理疗仪器、工具(如按摩器具、热敷包、精油等)准备齐全且清洁; 仪器功能正常,无损坏或过期产品	
		专业知识与沟通(10分)	芳疗师对亚健康体质的特点、调养原则有深入了解; 与顾客沟通顺畅,能准确理解顾客需求,提供专业建议	
调理过程评估	50分	手法技巧(20分)	手法熟练,力度适中,不造成顾客不适; 根据亚健康体质特点,采用适宜的按摩、推拿或穴位按压手法	
		理疗程序(15分)	调理程序清晰,步骤合理,符合亚健康体质调养原则; 无遗漏或多余操作,时间控制得当	
		顾客反馈(15分)	顾客在调理过程中感觉舒适,无疼痛或不适感; 顾客对芳疗师的手法、态度表示满意	
效果评估与后续建议	20分	即时效果(10分)	顾客在接受调理后,感觉身体放松,精神状态有所提升; 若有特定问题(如轻微疼痛、紧绷感),得到有效缓解	
		后续建议(10分)	芳疗师根据顾客体质及调理效果,提供个性化的后续调养建议; 建议内容具体、可行,包括饮食、运动、生活习惯等方面的指导	
整体印象与顾客满意度	10分	整体印象(5分)	理疗室环境整洁、舒适,氛围温馨; 芳疗师态度亲切、专业,服务周到	
		顾客满意度（5分）	顾客对本次调理的整体体验表示满意或非常满意; 愿意再次接受该芳疗师的服务或推荐给他人	
总分	100分			

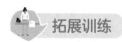 拓展训练

能独立完成个案咨询,并给新人讲述整体过程。

（李娜、朱薇）

项目八 芳香头部保健

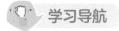

学习导航

芳香头部保健
- 情绪舒压
  - 情绪问题表现
  - 情绪问题解决方案
  - 情绪问题精油的使用
- 脑力养护
  - 认识脑力养护
  - 常见头部经络
  - 脑力养护的精油选择
- 失眠调理
  - 失眠常用的精油
  - 不同类型的失眠的复方按摩精油
  - 失眠芳香环境氛围的营造
  - 失眠客户的熏香使用方法
  - 失眠芳香护理项目搭配
- 发质美护
  - 发质的分类
  - 头发和头皮的保养
  - 头发和头皮精油的调制和使用方法
  - 头发和头皮调理水的调制和使用方法
  - 头皮屑的调理

情景导入

李女士,32岁,短短几年,因工作业绩突出提升为市场总监。当上总监后,在面对本科、硕士研究生甚至博士研究生的下属时,只有中专文凭的她,常感觉自己地位不稳,于是在工作上对自己越发苛刻,出现了睡眠障碍、多梦、易醒、情绪压抑、提不起精神等情况。芳疗师与之交谈后发现,李女士的主要问题出在不自信,要强的性格造成了她越来越大的压力,使她情绪压抑,从而导致上述症状。为了帮助其迅速平复情绪,恢复正常工作,芳香师决定用芳香疗法将其压抑的情绪释放,助其恢复自信。

任务一　情绪舒压

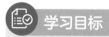　学习目标

1. 掌握不良的情绪表现；
2. 掌握情绪舒压的复方调配；
3. 处理不同情绪问题时,能够选用适合的精油；
4. 精油合理化使用,发挥最大疗效,解决不同情绪问题；
5. 能够耐心地和顾客进行沟通。

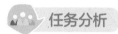　任务分析

在情绪舒压的学习过程中,学习者往往有以下几个疑惑:常见的情绪问题有哪些;不良情绪可以导致哪些身心症状;学习者缺乏对精油的认识;精油的选用较难确定;对精油的配方不了解;对精油进入身体的途径不熟悉,不会用。出现以上问题的原因有:①对精油的理论知识掌握不牢固,对精油的作用不了解;②不经常使用精油,实践较少;③对情绪问题不关注,认识不到位。

学习内容

情绪压力已经成为现代社会所使用的高频词,是每个人都在面临的一种无法逃避的心理状态。不良情绪会直接影响工作效率、人际关系以及身心健康,所以情绪舒压必不可少。通过精油以芳香嗅觉和身体感知的方式,感受生命与自然能量的连接,舒缓压力,放松身心。

情绪舒压中,主要利用的是嗅觉吸收法,精油的强挥发性使之在室温下即可渐渐散布于空气中,随呼吸进入体内。人的五感当中,只有嗅觉不需要经过中转站。香气分子进入鼻腔,通过嗅觉末梢神经细胞直接将香气分子特有的化学物质转变成神经传导信息,送到大脑前叶的嗅觉中枢,触动脑部边缘系统中一种叫作杏仁核的腺体。杏仁核在情感创伤的储存和释放中起到重要的作用,而利用精油的香气刺激这一腺体,可以解开和释放情感创伤。

1. 情绪问题表现　和顾客沟通,了解顾客面临的问题。根据顾客的描述,从情绪、症状表现,如失眠、多梦、焦虑、愤怒、悲伤、生气、偏头痛等,判断顾客的具体情绪表现。根据每一类精油特质不同,带来的效果不同,着重特定的情绪表现,进行精油的初步选择。

对于不同情绪问题,建议精油选择如表 8-1-1。

表 8-1-1　不同情绪问题精油选择

情绪/症状	建议精油	功效	作用
愤怒、怄气	罗勒、佛手柑、天竺葵、杜松、薰衣草、柠檬精油	松弛和消炎	放松压抑,和缓内在的火气
低落、萎靡不振	罗勒、佛手柑、芫荽、杜松、马郁兰、快乐鼠尾草精油	提升神经系统	抚慰心理、重燃希望
恐惧,厌恶悲伤、自责	罗勒、茴香、薰衣草、迷迭香、檀香、依兰精油	心脏调理	舒缓心悸和生理压力的反应,进而带来冷静和放松
头痛	丁香、罗马柑橘、天竺葵、薰衣草、薄荷精油	镇痛	让能量向下平衡,减轻头痛

2. 情绪问题解决方案　分析顾客情绪产生的原因,针对性地进行精油的复方调配使用。

对于不同的调护类型,精油复方调配使用如表 8-1-2。

表 8-1-2　不同情绪问题精油配方

调护类型	适用精油	推荐配方
缓解压力	快乐鼠尾草、薰衣草、橙花、佛手柑、安息香、罗马洋甘菊、葡萄柚、罗勒、天竺葵、香蜂草精油	1. 按摩:香橙精油 4 滴＋薰衣草精油 4 滴＋依兰精油 2 滴＋甜杏仁油 10 mL＋葡萄籽油 10 mL 2. 泡澡:薰衣草精油 3 滴＋香橙精油 2 滴＋马郁兰精油 3 滴 3. 熏香:薰衣草精油 4 滴＋橙花精油 2 滴＋葡萄柚精油 2 滴
缓解疲劳	柠檬、快乐鼠尾草、薰衣草、迷迭香、橙花、依兰精油	熏香:柠檬精油 3 滴＋橙花精油 3 滴＋迷迭香精油 2 滴＋快乐鼠尾草精油 2 滴＋依兰精油 2 滴＋薰衣草精油 4 滴
消除失眠	薰衣草、檀香、橙花、罗马洋甘菊、马郁兰精油	1. 熏香:薰衣草精油 3 滴＋檀香精油 2 滴＋香橙精油 3 滴 2. 抹脸:香橙精油 1 滴＋马郁兰精油 1 滴＋橙花精油 3 滴＋霍霍巴油 10 mL
缓解烦闷不安	薰衣草、薄荷、快乐鼠尾草、佛手柑、罗勒、肉桂、檀香精油	1. 按摩:佛手柑精油 3 滴＋快乐鼠尾草精油 3 滴＋薰衣草精油 4 滴＋甜杏仁油 16 mL＋小麦胚芽油 4 mL 2. 泡澡:甜橙精油 3 滴＋快乐鼠尾草精油 2 滴＋薰衣草精油 3 滴 3. 熏香:薄荷精油 3 滴＋罗勒精油 2 滴＋佛手柑精油 3 滴
缓解焦躁	薰衣草、柠檬、檀香、天竺葵、花梨木精油	1. 熏香:薰衣草精油 3 滴＋檀香精油 2 滴＋天竺葵精油 3 滴 2. 空间喷雾:天竺葵精油 10 滴＋薰衣草精油 10 滴＋柠檬精油 10 滴＋纯水 100 mL 3. 泡澡:薰衣草精油 3 滴＋柠檬精油 2 滴＋天竺葵精油 3 滴 4. 按摩:薰衣草精油 5 滴＋檀香精油 5 滴＋小麦胚芽油 10 mL＋葡萄籽油 16 mL 5. 抹太阳穴:薰衣草精油 2 滴＋檀香精油 1 滴＋天竺葵精油 1 滴＋霍霍巴油 10 mL

(续表)

调护类型	适用精油	推荐配方
排遣悲伤	丝柏、罗马洋甘菊、永久花、乳香、佛手柑、玫瑰、肉豆蔻精油	熏香:丝柏精油5滴+永久花精油5滴+乳香精油10滴+佛手柑精油5滴
慰藉寂寞和孤独	佛手柑、橙花、安息香、永久花、茉莉、乳香、罗马洋甘菊精油	熏香:①安息香精油10滴+永久花精油5滴+佛手柑精油10滴+洋甘菊精油5滴;②橙花精油10滴+橙精油5滴+大马士革玫瑰精油10滴
减轻自卑感	乳香、檀香、橙花、杜松、罗马洋甘菊、天竺葵精油	熏香:①杜松精油10滴+雪松精油10滴+乳香精油5滴+天竺葵精油5滴;②丁香精油5滴+檀香精油15滴+罗马洋甘菊精油5滴+野洋甘菊精油5滴

3. 情绪问题精油的使用

(1) 美容院处理建议:常用熏蒸法。根据顾客的情况,调配好所需精油,取1~3滴滴于盛有水的香熏炉中,用天然环保无烟蜡烛或电香炉加热。精油受热挥发,散布于室内空气中,起到镇定安抚、缓解压力、提神振奋及增强免疫力等作用。同时配合精油手法按摩或者沐浴(具体结合顾客身体状况,可参芳香SPA美疗及芳香体质保健),来达到更好的疗效。

(2) 家居日常指导

1) 热水蒸气法:在容器(脸盆、杯子等)中装入沸水,加入4~6滴所需精油,以口、鼻交替呼吸。在甜美温暖香氛的包围下,情绪得以调节。(注:哮喘病患者不宜使用。)

2) 喷雾法:将蒸馏水放入喷雾器中,滴入数滴所需精油,摇晃均匀。随时喷洒在床、衣服、家具、书橱以及地毯上,不仅能纾解压力,调节情绪,还能改善生活环境(图8-1-1)。

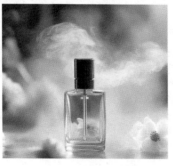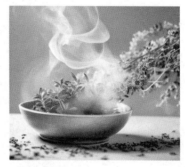

图8-1-1　芳香喷雾

3) 其他方法:如面巾纸、手帕、手掌摩擦等。随时滴上1滴在手掌心或面巾纸上,闭上眼睛,放空大脑,闻一下,便会感觉轻松和愉悦。

以上,都是既简单又实用的调节情绪和心理的好方法。

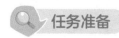 任务准备

(1) 轻音乐环境的准备,香氛的准备。

（2）情绪舒压精油配方调配和操作视频。

（3）精油调配及情绪舒压用品用具：芳香精油、香薰炉、滴管、量具、水杯、毛巾、热水、喷雾仪等。

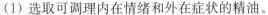

任务实施

1. 讲解　简单对所学的理论知识进行概括、总结后，告知学习者本部分内容的学习要求及学习目标，并观看精油调配使用视频。

2. 步骤及操作演示　请一位学习者为"顾客"，边演示边讲解情绪舒压操作步骤及话术要点，注意将理论知识融入其中。

（1）选取可调理内在情绪和外在症状的精油。

（2）针对不同的情绪问题，选择适合的配方。

（3）芳香舒压具体手法操作步骤。

第一步，展油，均匀地涂抹在顾客颜面部（图8-1-2）。

第二步，操作者用双手大鱼际轻推印堂穴至太阳穴5～8遍（图8-1-3）。

情绪问题
芳香舒压
视频

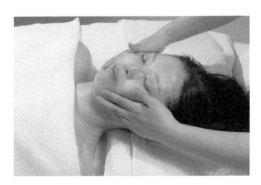

图8-1-2　情绪舒压第一步

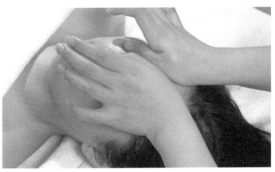

图8-1-3　情绪舒压第二步

第三步，双拇指指腹分推前额至太阳穴5～8遍（图8-1-4）。

第四步，双拇指指腹点揉印堂穴至神庭穴5～8遍（图8-1-5）。

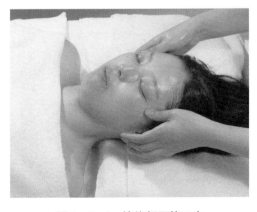

图8-1-4　情绪舒压第三步

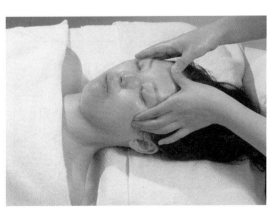

图8-1-5　情绪舒压第四步

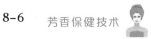

第五步,双拇指与食指由内向外轻捏眉弓5～8遍(图8-1-6)。

第六步,双手中指点压睛明穴、攒竹穴、鱼腰穴、丝竹空穴、太阳穴,用双拇指指腹点揉承泣穴(图8-1-7)。

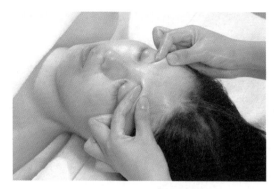 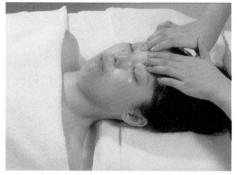

图8-1-6　情绪舒压第五步　　　　　　　图8-1-7　情绪舒压第六步

第七步,双拇指由内向外轻摩眼眶5～8遍(图8-1-8)。

第八步,双手四指轻摩下颌至颊车穴5～8遍(图8-1-9)。

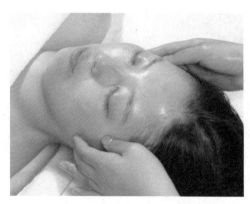 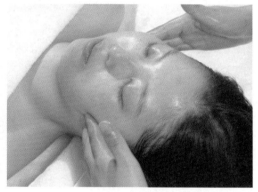

图8-1-8　情绪舒压第七步　　　　　　　图8-1-9　情绪舒压第八步

第九步,双手掌重叠按压前额5到8遍(图8-1-10)。

第十步,大鱼际轻柔前额5到8遍(图8-1-11)。

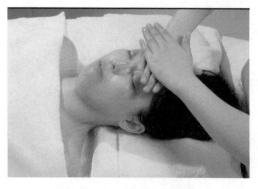 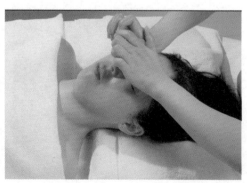

图8-1-10　情绪舒压第九步　　　　　　　图8-1-11　情绪舒压第十步

第十一步,双手掌根轻揉太阳穴 5 到 8 遍(图 8-1-12)。

第十二步,双手拇指点揉印堂穴至百会穴 5~8 遍(图 8-1-13)。

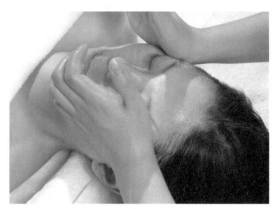

图 8-1-12 情绪舒压第十一步

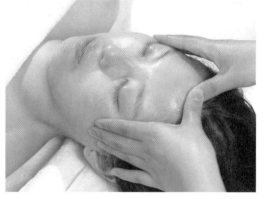

图 8-1-13 情绪舒压第十二步

第十三步,双手拇指点揉攒竹穴至百会穴 5~8 遍(图 8-1-14)。

第十四步,双手指腹梳理头皮 5~8 遍(图 8-1-15)。

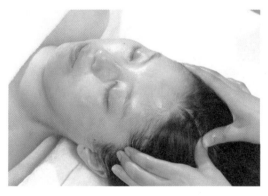

图 8-1-14 情绪舒压第十三步

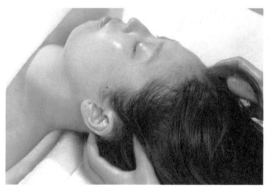

图 8-1-15 情绪舒压第十四步

通过学习芳香舒压的知识,学会使用不同的精油,掌握情绪舒压的方法,为有情绪压力的人带来全方位的保养和呵护。

3. 情绪舒压的训练

小组训练:两人一组,进行角色扮演,互为顾客,进行情绪舒压演练。

强化训练:课后每个人找一位"顾客"进行情绪判断,设计方案给出建议,录制视频。目的是让学生对情绪舒压项目加深理解。

任务评价

(1) 分组评价:学习小组在演练过程中,教师、小组成员间分别按照测评表(表 8-1-3)进行打分,各项累加为最终得分。

表 8-1-3　情绪舒压测评表

程序	分值	内容要求		评分等级			实际得分	综合得分	备注
				A	B	C			
准备	20分	1. 仪容仪表准备:服装、鞋帽、妆容大方得体		5	3	1			
		2. 物品准备:单方精油及滴管、量具等调油物品		10	7	4			
		3. 环境的准备:安静、轻音乐、香氛		5	3	1			
演练过程	65分	话术和演示	1. 诊断详细、正确	15	10	5			
			2. 设计方案合理、有效	15	12	7			
			3. 工具使用的准确、熟练	15	12	7			
			4. 沟通专业、到位	20	12	7			
结束	15分	1. 态度认真 2. 用品用具清洗干净并放回原位 3. 卫生良好		15	10	5			
总分	100分								

（2）完成课后习题

1）常见的不良情绪有哪些?

2）影响情绪的原因有哪些?

3）依兰、迷迭香、橙花、洋甘菊、茶树、薰衣草、茉莉、檀香精油的情绪疗效分别是什么?

4）常用的嗅觉吸收法有哪些?

知识链接

在医疗保健领域,很多专业项目都可以和芳香疗法结合,例如临终芳香安宁照护。不少医院护理人员都懂得用精油安抚患者情绪,减轻患者痛苦。无言地交流、触摸按摩、香薰……可以使患者保持生命的火光,让他们感受到香气,感受到芳疗师温暖的双手,感受到爱。

严重的患者,在人生最后的时光里,可以利用精油,如大马士革玫瑰、茉莉、乳香、橙花、天竺葵、安息香、檀香、佛手柑、杜松等精油,给他们带来安慰和力量。

芳香疗法与其说是护理,不如说是一种生活态度,不只是使用精油,而是将精油融入了生活当中。当鼻塞时,可以在玻璃杯里滴上两滴薰衣草精油,来缓解鼻塞;当开车想打瞌睡时,可将薄荷或者尤加利精油滴在面巾纸上,放在方向盘边来提神;当工作劳累时,可用茶树精油来缓解工作怠倦,提高工作效率;当偶尔头痛时,可在手掌中滴上一滴薰衣草精油,双手摩擦搓热后放在鼻子下面深呼吸几次,缓解不适。

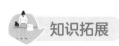 **知识拓展**

在忙碌的现代社会里,过度的情绪压力会导致疲倦、头痛、注意力不集中、身体沉重有疲惫感,会带来不良的情绪,如生气、焦虑,也会引起肠胃不适、起痘、胸闷、失眠、呼吸困难等。

顾客所受情绪压力程度不同,所需精油香型不同,所用精油也不同(表8-1-4)。

表8-1-4 不同压力程度精油选择表

序号	压力程度	选择香型	常用精油	目的
1	轻度	果香型	佛手柑、柠檬、葡萄柚、甜橙精油	改变心情,维持正常生活作息
2	中度	木香型或花香型	檀香木、薰衣草、天竺葵、橙花、玫瑰、茉莉精油	设法减轻身心的症状,必要时找医生或咨询师舒压
3	重度	花香型	香蜂草精油	提升心理状态,可找专业人士协助

(张忠欣、郭长青)

任务二 脑力养护

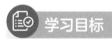 **学习目标**

1. 了解进行脑力养护时的可选精油;
2. 理解脑力养护的原理和作用;
3. 掌握脑力养护的操作步骤;
4. 能够耐心地和顾客进行沟通。

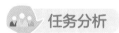 **任务分析**

在脑力养护的学习过程中,学习者往往会面临以下问题:感觉头部常见经络容易混淆,精油的选用较难确定,调配比例不清楚,头部的淋巴循环路线掌握不牢固,养护步骤混乱,温热末梢的方向弄错等细节容易出现疏漏等。出现这些问题的主要原因有:①对中医经络的基础知识掌握不牢固,尤其是按部位不同经络的循行和穴位的归经;②对单方精油的应用实践较少,缺乏必要的使用经验;③对操作理解不透彻,对细节关注不够。

因此,我们要做到以下几点:第一,要复习本项目相关的理论知识,并将之融入脑力养护的学习中,可以采用一边练习,一边用话术向"顾客"讲解或解答"顾客"疑问的方式,巩固相关理论。第二,抓住每个顾客的个体差异进行"量身定制",练习选、配精油。第三,养成认真听讲并进行总结的习惯,不仅要自己学会,还要能够用自己的语言让顾客理解,甚至是可以指导别人,提升团队的服务水平和顾客的芳香服务体验。

　　总之,勤于思考,认真配合教师的指导和任务,反复、多次练习,并善于积累和总结,才可能很好地掌握脑力养护。

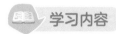 学习内容

　　1. 认识脑力养护　脑力养护就是用精油做头疗。指的是在中医基础理论(脏腑、经络)和头部的生物全息定位学说指导下,用头皮梳、按摩、刮痧三位一体按摩头皮、梳理头发,达到疏通头部经络、畅通气血、刺激头皮的作用,从而改善头皮上的血液循环,促使大脑组织得到更多的养料和氧气,使精力更加充沛,还有利于养发、护发,防止头发脱落和变白(图8-2-1)。

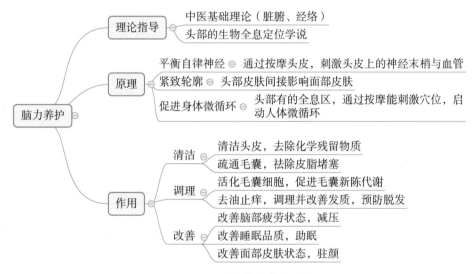

图8-2-1　脑力养护内容结构图

　　2. 常见头部经络　头部是人体生命中枢之所在,重中之重。十二经络中,同名的阳经交会于头面,所以头部为诸阳之会(表8-2-1)。通过疏通头部经络,可以调节全身。

表8-2-1　常见头部经络问题表现

经络名称	功能或主治特点	经络不通的症状表现	精油选择
督脉	总督六阳经,调节全身阳经经气,为"阳脉之海"	颈椎痛、腰痛,疲劳乏力,虚寒怕冷等	生姜、山鸡椒
足太阳膀胱经	人体卫外的屏障;主治项背腰病、机腧穴相对应的脏腑、组织器官病症	颈项不舒,腰背部酸痛或胀痛,小便不适等	杜松、天竺葵

(续表)

经络名称	功能或主治特点	经络不通的症状表现	精油选择
足少阳胆经	循行于头、身侧面,像掌管门户开关的转轴;主治侧头、胸胁等病症	偏头痛、胁痛、腿侧疼痛等;面部无泽、长斑、爱叹息等	罗勒、薄荷、天竺葵、乳香、永久花、柠檬
手少阳三焦经	统领上下;主治头、目、耳、颊、咽喉病等	耳、咽喉、面颊、肩臂外侧等经络循行部位的疼痛不适	罗勒、马郁兰、罗马洋甘菊

3. 脑力养护的精油选择

(1) 选用单方精油:一般日常可选用迷迭香、雪松、生姜、乳香、丝柏、柠檬、橘、薄荷等精油。具体可根据需要进行选择,如提升记忆力常选迷迭香、薄荷、罗勒精油;脑力劳动者修护大脑常选乳香、香蜂草、茶树等精油。注意有些精油的用量宜小,浓度不可太高,如薄荷精油只需 1~2 滴;迷迭香精油对于高血压患者、癫痫患者、孕妇需慎用。

(2) 选用复方精油:可根据情况选用具有舒缓、舒压、保卫、使宽容、抚慰、使欢欣等功效的复方精油单独使用,或与单方精油进行调和后使用。下面几种配方可供参考:①雪松精油 10 滴+丝柏精油 12 滴+松树精油 8 滴,加基础油调成常规浓度,用于沐浴、纸巾吸嗅或扩香;②柠檬精油 10 滴+罗勒精油 3 滴+迷迭香精油 1 滴+薄荷精油 1 滴,加基础油调成常规浓度,除沐浴法一般不用外,其他方法均可;③百里香精油 10 滴+柠檬精油 6 滴+迷迭香精油 10 滴+罗勒精油 4 滴,加基础油调成常规浓度使用。

🔍 任务准备

(1) 头部经络循行的相关知识和经络挂图。

(2) 脑力养护精油配方和操作视频。

(3) 精油调配和脑力养护训练物品:棉签、空精油瓶、刮痧板、复方精油、芳香精油、基础油、滴管、精油瓶、闻香纸、量具、调香棒、标签。

👩 任务实施

1. 脑力养护的理论准备过程

(1) 线上发布作业:借助学习通、智慧职教、云班课等 App 平台,布置理论任务:复习常见的头部经络(循行路线、功能和经络不通的症状)、头颈部主要的淋巴结和头颈部的淋巴循环路线;指出作业提交形式:提供相关资料的,可设置任务点或让学生进行转化后提交(如思维导图等)。

脑力养护
护理视频

(2) 课堂检查及巩固:①将知识点转化成问题或活动,准备以讨论、练习、抢答、投票等形式发布。②借助头面部经络挂图、头面部淋巴循环路线的解剖挂图等,边讲解边发布活动,并请学生结合挂图进行回答。教师根据学生的回答情况判断复习效果,并随时调整,有针对性地进行总结、补充、查漏补缺。

(3) 准备脑力养护相关的精油配方,巩固单方精油的实践应用,主要是精油的选择使用与调配。

2. 脑力养护的训练过程

（1）讲解部分：在对所需要的理论知识进行简单梳理后，简要介绍脑力养护项目的概况、原理和作用。并告知学生本部分内容的学时要求及学习目标。

（2）步骤及操作演示：请一位学生作为"顾客"，教师边演示边讲解操作步骤及操作要点，注意将理论知识融入其中（话术演示）。

操作手法1：

1）梳发：一般可借助精油空瓶或棉签进行。先往后顺着梳，再往前倒着梳。目的是梳掉灰尘或表面的造型品，初步放松。

2）涂油：用棉签浸润调配好的精油，拨开头发，从发际线开始，在头部左右两侧，采用放射线（基本与头部主要的经络循行路线一致），由前向后单方向涂抹在头皮上。

3）"Z"字按摩：沿涂抹精油的线路，用指腹在头皮上画连贯的"Z"字，促进头皮的深层循环。也可以用空精油瓶、刮痧板或棉签代替手指进行操作。

4）按摩：将精油滴于手心，涂抹均匀后，先轻柔抚触激活以下淋巴结：枕后淋巴结、乳突淋巴结、锁骨上淋巴结和腋下淋巴结。然后，沿头颈部淋巴循环路线轻推至耳后、颈侧，并排至缺盆或腋下，促进淋巴循环。

5）温热末梢：用空精油瓶、刮痧板或棉签在手脚处，点按局部穴位并向末梢进行刮拭，刺激反射区器官、加速末梢血液循环。①疏通手部：先按摩手部的经络，点按手部穴位（劳宫、中渚、合谷、阳溪、阳池等），疏通经络；然后，刮拭手掌至发热，再从掌指关节向指端刮手指四面，每侧刮5～10次，提升手部末梢的温度，加速血液循环、刺激反射区器官。②疏通脚部：同上先推小腿部和足部经络、点按穴位，再刮拭足底，最后用手指拨拉足趾。也可以选用柠檬和雪松精油泡脚。

操作手法2：

第一步，操作者取适量精油于手心温热后，放于顾客鼻前，让其吸嗅1～2分钟（图8-2-2）。

第二步，双拇指分推印堂穴至太阳穴5～8遍（图8-2-3）。

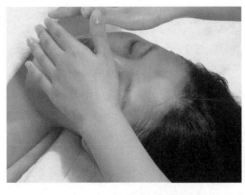

图8-2-2 脑力养护第一步

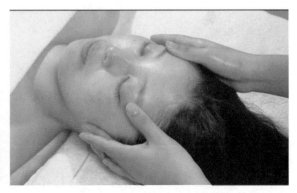

图8-2-3 脑力养护第二步

第三步，大鱼际分推前额至头两侧5～8遍（图8-2-4）。

第四步，双拇指点揉太阳穴约30秒，点揉头维穴约30秒（图8-2-5）。

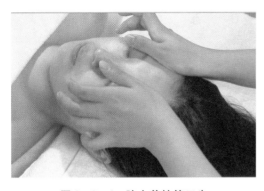

图 8-2-4　脑力养护第三步

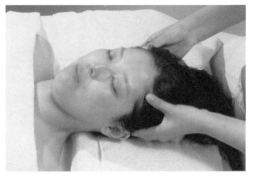

图 8-2-5　脑力养护第四步

第五步，双拇指按揉印堂穴至百会穴，按到百会穴时轻按点压，此手法操作 5～8 遍（图 8-2-6）。

第六步，双拇指按揉攒竹穴至百会穴，至百会穴时双拇指可重叠点压，此操作 5～8 遍（图 8-2-7）。

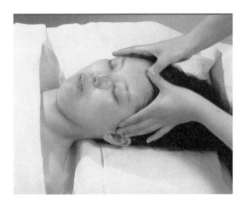

图 8-2-6　脑力养护第五步

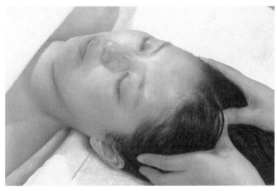

图 8-2-7　脑力养护第六步

第七步，双拇指按揉丝竹穴至百会穴，至百会穴时双拇指可重叠点压，此操作 5～8 遍（图 8-2-8）。

第八步，双手食指或中指勾点风池穴、风府穴约 30 秒（图 8-2-9）。

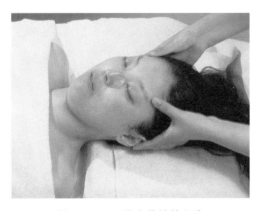

图 8-2-8　脑力养护第七步

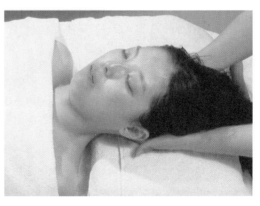

图 8-2-9　脑力养护第八步

操作要点及注意事项

（1）头部和手足部的经络循行路线要定位准确。涂抹精油和"Z"字按摩都是沿头部经络循行操作；温热末梢时点穴要准确、到位、出现得气感。

（2）注意力度适中，紧贴头皮，保证对头皮形成一定的刺激。

（3）按摩的操作遵循淋巴引流按摩的操作要点，注意遵循局部淋巴循环的路线，并排至淋巴结附近。

（3）小组训练：两个同学一组，进行角色扮演，互为"顾客"，进行脑力养护训练。（注意操作过程中的相关要求）

（4）个人训练：根据教师演示的脑力养护操作，反复进行练习，逐渐掌握脑力养护的基本操作及注意事项，加深对脑力养护项目的理解。

任务评价

以学习小组为单位，进行脑力养护步骤操作，操作过程中教师、相邻组间和组内分别按照测评表进行打分，各项累加为最终得分（表8-2-2）。

表8-2-2　脑力养护测评表

程序	分值	内容要求		评分等级			实际得分	综合得分	备注
				A	B	C			
准备	20分	1. 仪表准备：服装、鞋帽整洁，修剪指甲，束发，洗手消毒		5分	3分	1分			
		2. 物品准备：单方精油及调油物品或复方精油、空精油瓶或刮痧板或棉签		5分	3分	1分			
		3. 理论准备：经络、穴位定位；头颈部淋巴循环路线；脑力养护的原理和作用		10分	7分	4分			
操作过程	60分	手法操作	1. 梳发	10分	7分	4分			
			2. 涂油	10分	7分	4分			
			3. "Z"字按摩	10分	7分	4分			
			4. 排毒	10分	7分	4分			
			5. 温热末梢	20分	14分	8分			
组间互评	10分	1. 操作过程中与顾客的沟通适中、到位 2. 用品用具清洗干净并放回原位 3. 卫生良好		10分	6分	3分			
组内评价	10分	1. 穴位准确、点穴到位 2. 手法伏贴、连贯、频率适中 3. 顾客感觉良好		10分	6分	3分			
总分	100分								

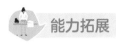 **能力拓展**

1. 结合脑力养护的相关理论,设计脑力养护项目推广、宣传的活动策划。
2. 根据个人学习的情况,制订新晋员工脑力养护项目训练的培训表。

(李春雨、朱薇)

任务三 失眠调理

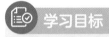 **学习目标**

1. 掌握失眠常用的精油及不同类型失眠的复方按摩精油配方。
2. 掌握失眠芳香环境氛围的营造。
3. 掌握失眠顾客熏香的使用方法及芳香精油头部按摩、芳香泡浴方法。
4. 能够为失眠顾客进行健康宣教,提高护理效果。

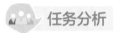 **任务分析**

失眠调理是从心理层面到生理层面帮助顾客调整失眠的问题,并逐步恢复到正常的生活状态。

学生在学习过程中,掌握常见助眠类的精油以及精油配方,并且重点掌握如何给顾客创造放松舒适的环境。环境氛围的感受通过人体的五感向大脑传递信号,但关于营造环境氛围的过程大家往往有遗漏环节,或布置时间过长,或氛围感不够。上述问题的主要原因包括:①对每个感官布置的练习不够;②对每个感官感知的理解不够。因此,我们需要多做环境氛围营造的练习,并且让大家冥想提升个体感知力,从而提升五感的敏锐度,而且要多去不同的环境去提升五感的感知度。

芳香失眠调理中头部解压按摩的流程、操作要点及注意事项是根据个案需求调整精油的调配和手法的次数。在学习过程中,学习者往往会出现对穴位的位置不确定、找不准,对具体操作流程不熟,或者有疏漏,注意事项不明,手法动作不准等。上述问题的主要原因包括:①对项目流程练习不够;②头部解压按摩的手法练习不够。因此,要掌握失眠调理,学习者既要牢记芳香知识、中医穴位,又要熟悉实操环节和具体操作规范,并在教师的指导下,经过认真刻苦地学习和反复多次训练,才能达到效果。

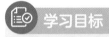 **学习内容**

1. **失眠常用的精油** 单方精油为佛手柑、甜橙、薰衣草、快乐鼠尾草、缬草、橙花、玫瑰、

苦橙叶、罗马洋甘菊、马乔莲、雪松、乳香、安息香、沉香精油。

2. 不同类型失眠的复方按摩精油

（1）焦虑型失眠：佛手柑、苦橙叶、薰衣草、安息香精油。

（2）情绪型失眠：甜橙、快乐鼠尾草、橙花、沉香精油。

（3）失眠伴有头痛：佛手柑、橙花、罗马洋甘菊、雪松精油。

（4）失眠伴有神经衰弱：罗马洋甘菊、马乔莲、安息香精油。

（5）长期性失眠：橙花、缬草、罗马洋甘菊精油。

调配复方油还应注意：①复方按摩精油调配的比例在 2%～3%；②复方按摩精油可以应用在芳香精油按摩、头部的局部按摩、泡浴；③芳香泡浴单人使用精油种类小于 4 种，用量小于 7 滴；④闻香仪式的精油可以选择佛手柑、甜橙、薰衣草、乳香精油。

3. 失眠芳香环境氛围的营造　芳香环境是由五感组成的，所以我们营造舒适房间离不开对五感氛围的具体考虑。

（1）视觉

1）店面整体硬件风格要简约大气。

2）店面人员的仪容仪表、礼仪礼貌一定要整齐优雅，给顾客舒适放松的感觉。

3）植物生机勃勃，带有生命的力量。

4）室内的光线、灯光要调得比较昏暗，再点燃蜡烛衬托整个房间氛围，使顾客放松舒适。

5）物品摆放整齐美观，房间布置温馨漂亮。

（2）听觉

1）前台顾问的声音要轻柔。

2）SPA 提供的音乐声音不能太大，要给顾客轻柔静雅的感觉，可以播放助眠的音乐。

3）员工走路应注意不要发出声音，说话声音轻柔，给人亲和力。

4）动作轻柔地拿东西，轻轻地开关门，以免影响顾客休息。

5）注意仪器的声音（声音不可避免，需要提前和顾客打招呼做好心理准备）

（3）嗅觉

1）香薰（在前台、走廊、房间等）一定要保持舒适的气味，在房间可以使用助眠的精油。

2）员工工作时注意不要使用香水，保持个人卫生；注意头发口腔没有异味，禁止吸烟。

3）注意房间下水道没有反味、卫生间没有气味。

4）注意所有物品的气味要清新，布草、梳子、化妆品保持干净整洁。

5）注意做头肩面护时一定要戴口罩，隔离气息。

舒适的气味会让人放松，反之则会让人紧张并激发强烈反感，所以我们要尽量使用带有愉悦和舒缓安抚作用的精油，注意顾客可能嗅到的气味。

（4）味觉

1）茶水温度适中，可以使用安神的茶饮或者温热的牛奶。

2）食品以清淡为主，水果、甜点可以偏微甜为主（针对个别顾客准备无糖食品）。

味觉对人体有着奇妙多变的作用，茶水和甜点则可以让人放松，增加幸福感。

（5）触觉：触觉分为两种：按摩、接触。

1）按摩：按摩时，理疗师的手不能有死皮，不可做美甲（注意指甲长度），并保持手部的湿润。按摩油的温度在秋冬季时应保持温热（大概在 25℃），理疗师手部动作要舒缓并跟随音乐节奏轻重有度。

2）接触：毛巾和浴袍都应保持干净而且叠放整齐，触感柔软舒适，增加顾客暖心的感觉。理疗床应柔软，贴合肌肤，顾客躺在床上时，很容易放松，也可以使用音频疗愈床，更能让顾客放松、助眠。

3）注意消耗品的品质（拖鞋、一次性用品等）。

按摩可以给人以放松的感觉，但是接触也可以达到同样的效果。

4. 失眠客户的熏香使用方法

（1）房间香薰油使用的比例原则：每 5 平方米使用 1 滴精油，20 平方米的房间可以使用 4 滴，以此类推。

（2）香薰仪器的使用原则：房间内适宜使用超声波雾化性扩香仪，开放空间适宜使用负离子扩香仪，衣柜适合使用扩香木或者扩香石。（注意：带明火的香薰炉请按照店面的消防安全规范选择使用。）

（3）香薰使用的精油搭配（用量）：佛手柑精油＋薰衣草精油；甜橙精油＋薰衣草精油；佛手柑精油＋苦橙叶精油＋乳香精油；佛手柑精油＋马乔莲精油＋乳香精油。

（4）香薰仪器使用注意：安全性、清洁度、美观度。

5. 失眠芳香护理项目搭配

（1）项目搭配建议

焦虑型失眠：芳香泡浴＋芳香精油按摩/头部按摩＋焦虑型失眠配方。

情绪型失眠：芳香精油按摩/头部按摩＋情绪型失眠配方。

神经衰弱型失眠：冥想/颂钵＋芳香精油按摩/头部按摩＋失眠伴有神经衰弱配方。

长期性失眠：冥想/颂钵＋芳香精油按摩/头部按摩＋长期性失眠配方＋运动和营养。

（2）项目疗程频率：每周 1～2 次，问题较重可每周 3～4 次。

（3）项目标准流程

1）调制芳香精油。

2）芳香环境布置。

3）芳香足浴、淋浴。

4）芳香泡浴。

5）芳香吸嗅、冥想。

6）芳香按摩。

7）芳香唤醒。

8）芳香甜品。

🔍 任务准备

（1）精油调配物料：11 款单方精油、2 款基础油、闻香条、量杯、搅拌棒。

（2）项目实操物料：扩香仪（油性和水性）、头部拨筋棒、床单 2 条、毛巾 2 条、枕头 1 个。

（3）资料：项目流程，技法，注意事项。

（4）案例：失眠案例 2 个。

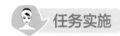 任务实施

失眠芳香
护理视频

　　1. 教学示范　按照环境氛围五感的介绍,教师演示布置环境氛围的过程和结果。可以观看失眠芳香护理的流程和操作手法。按照这个标准进行头部解压的流程和手法演示。

　　(1) 芳香按摩及头部解压按摩操作

　　按摩操作1见表8-3-1。

表8-3-1　失眠芳香护理流程表

按摩步骤	具体操作
按摩眼周 与额头	1. 拇指交替拉抹额中线,双掌大鱼际安抚整个额头 2. 食指交替提拉眼周穴位晴明穴、攒竹穴;点按攒竹穴、鱼腰穴、丝竹空穴、瞳子髎穴、承泣穴、球后穴、四白穴。拇指拉抹上、下眼眶,揉按太阳穴 3. 给客户戴上热敷的蒸汽眼罩,颈部大椎处放热敷包 4. 四指梳理整个头皮
点按头部	5. 点按头部3线,拇指从神庭穴点到百会穴,从两侧头维穴点到百会穴 6. 在发际线处分3处,每处滴15滴配方按摩油。拇指按摩3条线上的按摩油
揉按头部	7. 五指分开打圈揉按头部,先做两侧的胆经区域,从风池穴开始揉到百会穴;揉按风池穴、风府穴,从后发际线开始揉到百会穴;从前发际线开始揉到百会穴。可着重加强客户有结节点的位置
头部拨筋	8. 使用拨筋棒拨头部两侧胆经,先把左右两侧分5条线,用拨筋棒逐条拨动深度放松。把前额分5条线,逐条去拨动前额放松。可着重加强客户有结节点的位置
放松头部	9. 五指分开拉按整个头部,着重加强胆经两侧 10. 四指梳理整个头皮
揉按 肩颈	11. 安抚肩颈至头部两侧,顺势将顾客头部侧向一边;拇指从风池穴点到肩部,拇指从风池穴推滑整侧肩颈,拳刮整侧肩颈。一侧结束后另一侧手法完全相同 12. 双手揉按肩部斜方肌,一手托住头部,一手揉颈部;交替另一手重复同样动作。揉按风池穴、风府穴
按摩双耳	13. 揉整个耳廓,可加强耳垂处 14. 食指和中指前后搓耳前、耳后(由慢至快,然后结束) 15. 双掌捂耳,慢慢放开

　　按摩操作2:

　　顾客采取俯卧位。

　　第一步,操作者取适量精油于手心温热后,在顾客的按摩部位展油(图8-3-1)。

　　第二步,拇指或掌根揉拨夹脊穴5~8遍,做完一侧再做另一侧(图8-3-2)。

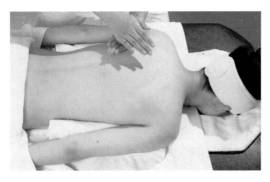

图8-3-1　失眠调理俯卧位第一步

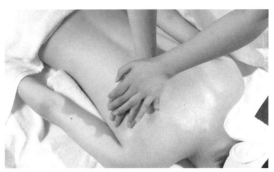

图8-3-2　失眠调理俯卧位第二步

第三步,拇指按压肺俞、心俞、肝俞、脾俞、肾俞穴(图8-3-3)。

第四步,用单手掌直推背部5～8遍(图8-3-4)。

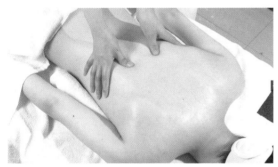

图8-3-3　失眠调理俯卧位第三步

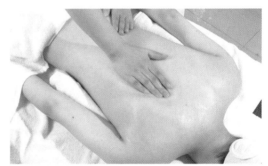

图8-3-4　失眠调理俯卧位第四步

第五步,双手安抚背腰部(图8-3-5)。

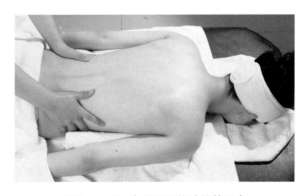

图8-3-5　失眠调理俯卧位第五步

顾客采取仰卧位:

第一步,操作者取适量精油于手心温热后,在顾客的按摩部位展油(图8-3-6)。

第二步,双手拇指指腹从印堂穴轻推至太阳穴5～8遍,至太阳穴时拇指轻柔点揉
(图8-3-7)。

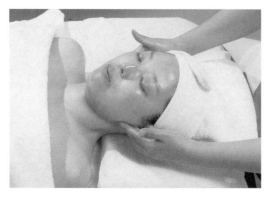

图8-3-6 失眠调理仰卧位第一步

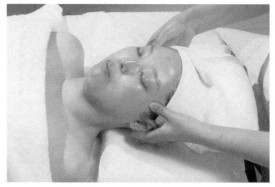

图8-3-7 失眠调理仰卧位第二步

第三步,拇指或食中二指点揉印堂、睛明、攒竹、太阳穴(图8-3-8)。

第四步,拇指按揉云门、中府穴,多指点揉膻中穴(图8-3-9)。

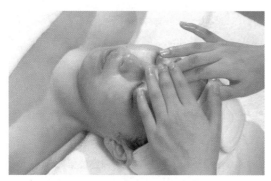

图8-3-8 失眠调理仰卧位第三步

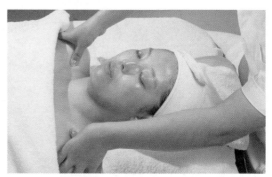

图8-3-9 失眠调理仰卧位第四步

(2)泡浴操作过程

1)泡浴前告知顾客疗程的注意事项、浴池的使用方法、报警装置的使用方法,浸泡时不能自行放热水、排水和改变水温。整个疗程15～30分钟,不得任意延长时间。

2)进入前让顾客试温,脱衣、鞋入浴,戴上耳塞,头颈部露出水面,静卧于浴缸中,双手握住扶手,垫上枕巾。顾客换衣入浴时芳疗师应转身或暂时离开水疗室,或询问顾客是否需要协助入浴。

3)芳疗师在门外等待约1～2分钟以后,敲门并经许可后进入。确保顾客姿势舒适安全,水温合适。建议顾客浸浴时用冷毛巾冷敷额部,以防过热。告知顾客尽量放松享受,自己将在门外随时等候召唤,如感到恶心、头晕等任何不适请立即按报警器呼唤。为了安全起见,应定时进来查看。

4)在整个疗程中,芳疗师应该至少每5分钟敲门进室一次,注意观察顾客情况,特别是体弱、年老和需要特殊照顾的顾客,确保顾客在浸浴中保持舒适和安全,防止淹溺或出现不良反应。

5)项目结束工作。水疗结束时,如顾客需要协助出浴,芳疗师可用浴巾帮助顾客包紧身体,让顾客手扶浴缸边出浴,之后淋浴,擦干身体,涂抹上润肤霜,并换上浴袍,带顾客到休息处休息,递上一杯饮料,让顾客在离开之前休息一会。记录顾客的疗程细节,并给予顾客家居保养的建议。清除花瓣,将浴水排空,刷洗、消毒、擦干浴缸;清洁、消毒和整理所有用品,用过的毛巾、浴袍和拖鞋按清洁消毒标准,分别放在指定位置等待处理。清洁地面,确保整个水疗室的地面干燥无水。

（3）芳香护理操作注意事项

1）头部有创伤和炎症的不宜做此项目。

2）高血压并伴随头痛不宜做此项目。

2. 小组训练　2个同学一组,进行简单的环境氛围布置;2个同学一组,进行角色扮演,互为顾客,进行芳香头部按摩训练。注意训练过程中的相关要求。

3. 个人训练　根据教师给定的芳香头部解压按摩方案,进行反复多次练习,逐步掌握头部解压按摩的流程、手法、家居建议、注意事项。逐步熟练掌握芳香头部解压按摩的流程和操作。

任务评价

（1）案例分析:某女士,50岁,最近总是爱生气,情绪起伏较大,心情烦躁。平时怕冷,晚上还燥热,烦躁失眠,尝试过服用保健品褪黑素和中药调理,但是吃的时候有所好转,不吃的还是会出现这样的症状,该顾客在环境氛围上、项目上、精油使用上如何制定个案方案? 应该给出怎样的家居建议?

（2）案例分析:某男士,30多岁,因经常国内外出差,睡眠时间不规律,导致睡眠质量较差,尤其是倒时差的时候很痛苦,平时感觉身体很疲劳,有时候还会持续性偏头痛,只能吃止痛药。针对这一类型的顾客在环境氛围布置上、项目上、精油使用上如何制定个案方案? 应该给出怎样的家居建议?

（3）不同类型的失眠适用的不同配方都有哪些?

（4）分组评价:学习小组在演练过程中,教师、组间分别按照表8-3-2进行打分,各项叠加为最终得分。

表8-3-2　失眠调理测评表

评价指标	分值	内容要求	评分标准	实际得分
专业准备与沟通	20分	卫生与着装（5分）	芳疗师穿戴整洁,符合专业卫生要求;双手洁净,使用前已消毒	
		精油与工具准备（5分）	所需精油种类齐全,调配比例正确;按摩工具干净,无损坏	
		专业知识与沟通（10分）	对顾客失眠类型有准确判断;解答顾客疑问清晰、专业;调理前充分沟通,了解顾客需求与禁忌	
调理过程评估	50分	手法技巧（20分）	手法熟练,力度适中,无不适感;根据顾客失眠类型,采用适宜的按摩手法和精油配方	

(续表)

评价指标	分值	内容要求	评分标准	实际得分
		操作规范性(15分)	操作步骤清晰,无遗漏或多余动作; 按摩顺序合理,时间控制得当; 按摩过程中保持专注,与顾客有良性互动	
		顾客反馈(15分)	顾客在调理过程中感觉舒适,无疼痛或不适感; 顾客对芳疗师的手法、态度表示满意	
效果评估与后续建议	20分	即时效果(10分)	顾客在接受调理后,感觉身体放松,精神状态有所提升; 失眠症状有所缓解(如入睡更快、睡眠质量提高等)	
		后续建议(10分)	根据顾客体质及调理效果,提供个性化的后续调养建议; 建议内容具体、可行,包括饮食、运动、生活习惯等方面的指导	
整体印象与顾客满意度	10分	整体印象(5分)	调理环境整洁、舒适,氛围温馨; 芳疗师态度亲切、专业,服务周到	
		顾客满意度(5分)	顾客对本次调理的整体体验表示满意或非常满意; 愿意再次接受该芳疗师的服务或推荐给他人	
总分	100分			

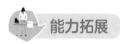 能力拓展

通过对芳香精油与SPA的了解,可以更深度地思考如何通过五感让顾客在环境氛围中更放松。

了解冥想和颂钵等自然疗愈方式如何配合芳香精油,多维度改善顾客的睡眠问题。

(张秀丽)

任务四　发质美护

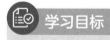 学习目标

1. 了解头发及头皮的日常保养。
2. 熟悉发质的分类。
3. 掌握头皮屑的分类,能调配精油解决头皮屑问题。
4. 能根据发质选择、调配精油或调理水,进行护发。
5. 能够耐心和顾客进行沟通。

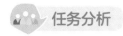

根据顾客的发质特点,为其量身调配适合的护发精油配方,并指导顾客进行发质保养(解决头发或头皮常见的头皮屑问题)。要完成任务,首先,需要弄清楚发质的分类,只有掌握了不同发质的特点,才能判断出顾客具体的发质类型,再结合头发和头皮的保养常识,从而有针对性地选择适合的精油;其次,掌握两种具体护发方法:精油护发或调理水护发。两种方法都需要从以下三个方面实施:根据不同发质选择油—调配—具体使用;再次,还要结合所掌握的方法解决最常见的头皮和头发问题——头皮屑(图 8-4-1)。

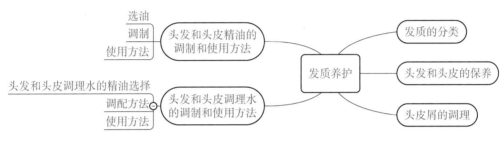

图 8-4-1　发质养护主要知识框架图

学习内容

发型不仅可以很好地修饰脸型、提升个人魅力,柔亮的头发还会给人明朗、健康的感觉。因此,拥有一头闪亮、滑润的头发,是每个人都渴望的事。随着社会的发展和时尚潮流的推动,头发的养护和质量越来越受关注。

1. **发质的分类**　头发主要由毛发角蛋白组成,蛋白间存在较多的二硫键,使头发具有一定的形状和质地,既有硬度又富有弹性,既牢固又能做成各种形状(表 8-4-1)。

表 8-4-1　发质的分类

发质类别	特点	日常养护
一般发质	光泽、柔顺、富有弹性,头发表面的鳞片光滑、无缺损。既不油腻也不干燥,软硬和粗细都适中,可做各种造型,是最理想的发质	结合环境、季节、工作等进行正常的清洁和一般养护,以维持更长的时间
干性发质	头发干燥、粗糙,不润滑,缺乏光泽,造型后易变形	使用含有焗油等能增强光泽作用的护发用品
油性发质	有油腻和湿润感,常粘在头皮上,不易保持蓬松的发型	需选用能减缓油脂分泌的专用护发用品
受损发质	头发表面毛躁、毛鳞片开裂,形成微孔。无光泽、颜色枯黄,发尾分叉,不易造型	理发或分段修剪;每次洗后都用专业养发剂养护

2. 头发和头皮的保养　美发造型的很多方法,如烫发、吹整、漂色以及使用过度刺激性的洗发用品等,都会导致头发受损。由于头发本身是天然的弱酸性,经常使用碱性的劣质洗发剂,会破坏酸碱平衡,伤害健康的发质。因此,保养头发首先要选择酸碱平衡的洗发剂。

可以选择适合自己发质的精油,将其添加进没有含香料的洗发剂中,制作成精油洗发精。一般每 50 mL 洗发精中,最多可添加 6 滴纯精油。需要注意的是,并不是所有精油在清洁起泡剂或香皂中都能保持稳定,可能不稳定的有杜松、丝柏、雪松、柠檬、莱姆、甜橙、杜松和依兰精油;可以比较稳定的有佛手柑、洋甘菊、尤加利、天竺葵、薰衣草、广藿香、橙花、迷迭香和茶树精油等。

在受损发质需要特别呵护时,特级纯橄榄油能促进发质的健康并增加秀发光泽;蓖麻油能增加头发厚度,并让头发变得油亮有光泽。另外,除了非常油腻的发质,霍霍巴油、桃核仁油及葵花籽油质地都比较细腻,适合大多数的头发和头皮使用。较油腻的头发和头皮比较适合使用头发调理水。

3. 头发和头皮精油的调制和使用方法

(1) 选油:根据发质、头皮状况和对精油味道的喜好选择最适用的精油(表 8 - 4 - 2)。

表 8 - 4 - 2　不同发质适用的精油

发质	适用的单方精油	适用的基底油	建议配方
一般发质	罗马洋甘菊、天竺葵、薰衣草、橘、奥图玫瑰、橙花、苦橙叶,迷迭香、檀香精油	霍霍巴油、葵花籽油、桃核仁油	1. 天竺葵精油 3 滴＋橙花精油 5 滴＋薰衣草精油 8 滴＋桃核仁油 50 mL 2. 天竺葵精油 1 滴＋薰衣草精油 1 滴＋鼠尾草精油 1 滴＋霍霍巴油 5 mL
油性发质	薄荷、杜松、茶树、丝柏、佛手柑、薰衣草、快乐鼠尾草精油	霍霍巴油	佛手柑精油 2 滴＋柠檬草精油 1 滴＋丝柏精油 1 滴或杜松精油 1 滴＋霍霍巴油 5 mL
干性发质	罗马洋甘菊、薰衣草、奥图玫瑰、依兰、檀香、乳香、百里香精油	特级纯橄榄油、霍霍巴油、桃核仁油、葵花籽油、	1. 檀香精油 12 滴＋依兰精油 5 滴＋特级橄榄油 50 mL 2. 薰衣草精油 2 滴＋天竺葵精油 2 滴＋依兰精油 2 滴＋霍霍巴油 5 mL
受损发质	薰衣草、广藿香、迷迭香、依兰精油	特级纯橄榄油、蓖麻油、小麦胚芽油(添加至其他基底油中)	1. 迷迭香精油 12 滴＋广藿香精油 5 滴＋蓖麻油 10 mL＋特级纯橄榄油 30 mL＋小麦胚芽油 10 mL 2. 檀香精油 1 滴＋薰衣草精油 1 滴＋天竺葵精油 1 滴＋霍霍巴油 5 mL 3. 乳香精油 1 滴＋佛手柑精油 2 滴＋迷迭香精油 1 滴＋霍霍巴油 5 mL 4. 乳香精油 1 滴＋鼠尾草精油 1 滴＋迷迭香精油 2 滴＋霍霍巴油 5 mL 5. 乳香精油 1 滴＋薰衣草精油 14 滴＋鼠尾草精油 5 滴＋迷迭香精油 10 滴＋霍霍巴油 30 mL

（2）调制：选择使用复方精油时，需要先按照精油的调配方法，在 50 mL 基底油中滴入 20 滴植物精油摇晃均匀，备用。

（3）使用方法

1）洗发：可以选择单方精油加入清水中洗发，一般精油量≤5 滴。

2）按摩：洗完头发后，擦干至不滴水，用调配好的复方精油轻轻按摩头发和头皮，尤其要留意发尾的部分。用温毛巾包住头发（注意毛巾不能太热），停留约半小时后再洗头，让精油充分渗透。

4. 头发和头皮调理水的调制和使用方法

（1）头发和头皮调理水的精油选择（表 8-4-3）。

表 8-4-3　头发和头皮调理水的配方

发质	适用的植物精油	适用的基底油	建议配方
一般发质	罗马洋甘菊、天竺葵、薰衣草、苦橙叶、橙花、橘、奥图玫瑰精油	蒸馏水、玫瑰花水、橙花水、苹果醋	1. 天竺葵精油 3 滴＋橘精油 4 滴＋薰衣草精油 5 滴＋苦橙叶精油 3 滴＋橙花水 300 mL＋苹果醋 10 mL 2. 迷迭香精油 5 滴＋甘油精油 5 mL＋蒸馏水 100 mL，混合均匀
油性发质	佛手柑 FCF、雪松、丝柏、尤加利、葡萄柚、乳香、薰衣草、柠檬、广藿香、迷迭香、茶树精油	蒸馏水、橙花水、玫瑰花水、苹果醋	佛手柑 FCF 精油 4 滴＋乳香精油 3 滴＋葡萄柚精油 4 滴＋迷迭香精油 4 滴＋橙花水 150 mL＋玫瑰花水 150 mL＋苹果醋 10 mL
干性发质	罗马洋甘菊、奥图玫瑰、薰衣草、檀香、依兰精油	蒸馏水、玫瑰花水、苹果醋	檀香精油 8 滴＋奥图玫瑰精油 1 滴＋依兰精油 4 滴＋玫瑰花水 300 mL＋苹果醋 10 mL
受损发质	薰衣草、广藿香、迷迭香、依兰精油	蒸馏水、橙花水、玫瑰花水、苹果醋	1. 中油性发质　迷迭香精油 6 滴＋广藿香精油 6 滴＋玫瑰花水 300 mL＋苹果醋 10 mL 2. 中干性发质　依兰精油 8 滴＋广藿香精油 5 滴＋蒸馏水 300 mL＋苹果醋 10 mL

（2）调配方法

1）倒苹果醋：将一茶匙（约 5 mL）苹果醋倒入 100 mL 的深色玻璃瓶中。

2）滴油：再加入 6 滴适合自己肤质的单方精油或复方精油（合计精油用量≤6 滴）。

3）加水：再加入蒸馏水、玫瑰花水或橙花水。

4）摇匀：摇晃，让其中的精油能均匀扩散。

5）保存：制作好的调理水应放在阴凉的地方保存，并尽量在短期内用完。

（3）使用方法：先摇后按。即每次使用前都要先摇一摇让精油可以均匀扩散于水中，然后在手掌上倒一点调制好的调理水，用来按摩头发和头皮。注意，在使用调理水之前并不需要先弄湿头发。

5. 头皮屑的调理   头皮屑的调理见表 8-4-4。

表 8-4-4   头皮屑的调理

		一般型(白色细片型)	油脂型(黄色大片型)
形态特征		单纯的头皮屑,头皮有表面角质细胞脱落的片状颗粒	偏黄色而厚的油性片状皮屑,易引发感染导致头部皮肤病
可能原因		头皮血液循环不佳、洗发时未冲洗干净等	常由食物过敏或错误饮食习惯造成
加剧因素		对煤焦油、水杨酸、间苯二酚等成分过敏的人,采用含这些成分的抗屑洗发精	长期压力大、过度食用乳酪制品及垃圾食品
推荐用油	油性发质	雪松、薰衣草、丝柏、广藿香、迷迭香、茶树精油	洋甘菊、雪松、尤加利、薰衣草、迷迭香、茶树精油
	一般至干性发质	洋甘菊、天竺葵、薰衣草精油	
建议配方	头皮调理液(针对油性发质)	蒸馏水 300 mL＋苹果醋 15 mL＋雪松精油 5 滴＋迷迭香精油 15 滴	特级纯橄榄油 50 mL＋德国洋甘菊精油 5 滴＋薰衣草精油 8 滴＋维生素 E 胶囊或月见草油胶囊 3 颗(将胶囊刺破取其中的油)。洗头之前,用精油轻轻按摩在头皮上,保留 1 小时让精油充分吸收,然后再洗头
	头皮精油(针对一般至干性发质)	特级纯橄榄油 45 mL＋小麦胚芽油 5 mL＋罗马洋甘菊精油 5 滴＋天竺葵精油 5 滴＋薰衣草精油 5 滴	

任务准备

(1)1 个基础案例:李女士,22 岁,美容导师,油性皮肤。因公司搞年中大促活动,5—7 月份连续忙碌,7 月底闲下来才意识到最近一段时间头皮屑增多,呈黄色大片状,头发非常油腻,甚至贴在头皮上,天天洗头也不能缓解。

(2)4 个表格:发质分类、不同发质适用精油、头发和头皮调理水的配方、头皮屑的调理。

(3)精油和调理水护发的操作视频。

(4)精油调配和护发训练物品:芳香精油、基础油、滴管、精油瓶、闻香纸、量具、调香棒、标签、100 mL 的容量瓶、苹果醋、花水、蒸馏水,毛巾、热水、洗发剂。

任务实施

发质美护
视频

1. 案例导入,布置任务(提出问题)   先展示准备好的案例,留下问题:①案例中的李女士亟待解决的是什么问题? 她的头发属于什么发质?②养护这种发质可以选用哪些单方精油? ③请设计出针对她的养护方案。

2. 围绕案例,分解任务(分析问题)

(1)对案例中李女士所面临的问题进行分析(油和头皮屑),总结出油性发质的特点,进而引出发质的分类。

（2）对比皮肤的养护，了解头发和头皮的养护。再次回到案例中，如果要解决李女士的油性发质和头皮屑的问题，可以选择哪些单方精油？引出不同发质适用的精油。

（3）继续剖析案例，知道了可以选用的单方精油或配方后，应该怎么操作来帮助李女士解决头发和头皮问题呢？引出发质美护的操作步骤及调理水护发的配方和操作方法。

第一步，开穴，提拉睛明、攒竹穴，点按眉骨、下眼眶，揉按太阳穴，四指点按额头（图8-4-2）。

第二步，点按头部五线，分别平行于神庭穴及左右两侧鱼腰穴、丝竹空穴到百会穴（图8-4-3）。

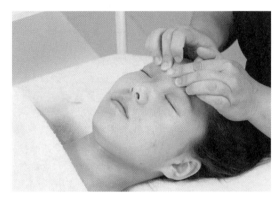

图8-4-2　发质美护第一步

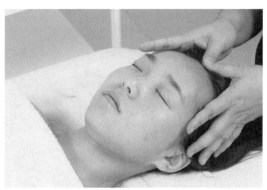

图8-4-3　发质美护第二步

第三步，一手托头一手揉脖子，换手操作（图8-4-4）。

第四步，侧头，点按肩髃穴、肩井穴、颈肩交接处疲劳点、风池穴、风府穴（图8-4-5）。

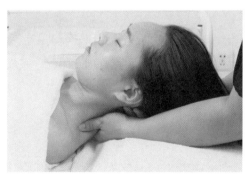

图8-4-4　发质美护第三步

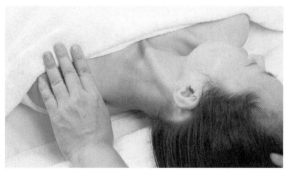

图8-4-5　发质美护第四步

第五步，四指分三线揉头侧，加强胆经（图8-4-6）。

第六步，转头，重复第四、五步。

第七步，双手四指揉头后部（图8-4-7）。

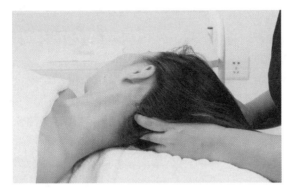

图8-4-6 发质美护第五步

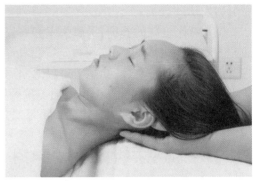

图8-4-7 发质美护第七步

第八步,双手四指揉头前部(图8-4-8)。

第九步,四指交替梳理头发,拉抹耳朵,揉耳朵,盖耳朵,操作结束(图8-4-9)。

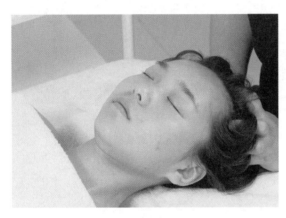

图8-4-8 发质美护第八步

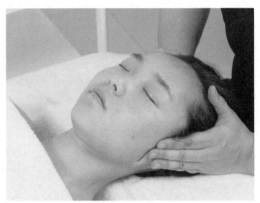

图8-4-9 发质美护第九步

(4)关注李女士所面临的头皮屑问题,总结其头皮屑的特点,引出头皮屑的调理。

3. 解答案例,完成任务(解决问题) 全面回顾案例本身及问题,重新梳理知识点,完成解决李女士头发和头皮问题的养护方案。

🧑 任务评价

分组评价:学习小组在演练过程中,教师、组间分别按照表8-4-5进行打分,各项叠加为最终得分。

表8-4-5 发质美护测评表

评价指标	分值	内容要求	评分标准	实际得分
专业准备与沟通	20分	卫生与着装(5分)	芳疗师穿戴整洁,符合专业卫生要求;双手洁净,使用前已消毒	

项目八 芳香头部保健 8-29

(续表)

评价指标	分值	内容要求	评分标准	实际得分
		精油与工具准备(5分)	所需精油种类齐全,调配比例正确; 按摩工具干净,无损坏	
		专业知识与沟通(10分)	对顾客发质类型有准确判断; 解答顾客疑问清晰、专业; 调理前充分沟通,了解顾客需求与禁忌	
调理过程评估	50分	手法技巧(20分)	手法熟练,力度适中,无不适感; 根据顾客发质类型,采用适宜的按摩手法和精油配方	
		操作规范性(15分)	操作步骤清晰,无遗漏或多余动作; 按摩顺序合理,时间控制得当; 按摩过程中保持专注,与顾客有良性互动	
		顾客反馈(15分)	顾客在调理过程中感觉舒适,无疼痛或不适感; 顾客对芳疗师的手法、态度表示满意	
效果评估与后续建议	20分	即时效果(10分)	顾客在接受调理后,感觉身体放松,精神状态有所提升; 发质问题有所缓解(如头发更柔顺、头皮清爽等)	
		后续建议(10分)	根据顾客发质及调理效果,提供个性化的后续调养建议; 建议内容具体、可行,包括饮食、运动、生活习惯等方面的指导	
整体印象与顾客满意度	10分	整体印象(5分)	调理环境整洁、舒适,氛围温馨; 芳疗师态度亲切、专业,服务周到	
		顾客满意度(5分)	顾客对本次调理的整体体验表示满意或非常满意; 愿意再次接受该芳疗师的服务或推荐给他人	
总分	100分			

(李春雨)

项目九　芳香呼吸及肠道保健

学习导航

芳香呼吸及肠道保健

- 呼吸系统保健
  - 呼吸系统的基础知识
  - 呼吸系统常见症状及用油
  - 掌握呼吸芳香保健手法

- 食欲欠佳调理
  - 个案问题沟通
  - 判断食欲欠佳、确定调理方向
  - 食欲调理常用精油
  - 食欲欠佳调理常用配方
  - 整体保健建议

- 便秘调理
  - 个案问题沟通
  - 判断便秘问题、确定调理方向
  - 便秘调理常用精油
  - 便秘调理常用配方
  - 整体保健建议

- 消化不良调理
  - 顾客基本信息了解
  - 制定芳香护理方案
  - 消化不良护理流程

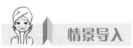

情景导入

情境1：李小姐在春、秋、冬季容易发生呼吸道炎症，发炎时会有不同程度的咳嗽、流涕，偶尔也会出现发热等症状，到店希望能够改善免疫力、预防呼吸道发炎及改善发炎时症状。在咨询时了解到李小姐是一位公关部主管，平时的工作需要大量时间与客户沟通，那么应如何选择适合的精油及进行呼吸道保健呢？

情境2：张小姐，28岁，主诉平时吃一点食物就会胃胀，经常食欲不振，或者就是吃个不停，停不下来。全身无力，感觉压力很大，除此以外身体没有问题。通过主诉的症状，能判断出张小姐脾胃消化不良，食欲不振。那么如何选择适合的精油及进行肠道保健呢？

任务一　呼吸系统保健

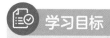 **学习目标**

1. 了解呼吸系统基础知识。
2. 熟悉呼吸系统常见症状及用油。
3. 掌握呼吸芳香保健手法。
4. 能够细心、耐心地为顾客进行芳香护理。

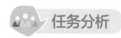 **任务分析**

　　芳香呼吸保健是通过芳香精油的属性、功效及特点等,根据顾客呼吸系统问题进行精油调配并进行系统护理的方式。在学习过程中常出现用油不够准确、操作手法不当等,不能达到好的护理效果。上述问题的主要原因包括:①对呼吸系统用油掌握不够;②对顾客呼吸系统问题诊断不准确;③操作手法不到位。因此,首先要掌握呼吸系统基本知识、呼吸系统常用精油,为呼吸系统问题芳香护理打下良好基础,并在教师的指导下经过认真努力地学习,才能掌握芳香呼吸系统调理。

学习内容

　　1. 呼吸系统的基础知识　呼吸系统的主要功能是为身体提供氧气,同时移除二氧化碳。呼吸道包括上呼吸道:鼻、咽、喉,下呼吸道:气管、支气管及肺内各级支气管;其功能为气体交换,发音(喉),在排尿、排便、分娩时协助增加腹压,咳嗽、打喷嚏(即自洁反射)。

　　呼吸的定义是由横膈膜和肋间肌肉将空气吸入和呼出肺部的一种动作,是一种沟通,也是一种气体的交换状态。

　　2. 呼吸系统常见症状及用油

　　感冒:病毒或细菌感染会引起疲惫、喉咙痛、咳嗽、流涕、发热等症状。用油配方:茶树精油 3 滴＋澳洲尤加利精油 2 滴＋罗文莎叶精油 3 滴＋欧洲赤松精油 2 滴＋荷荷巴油 10 mL。

　　免疫力下降:春、秋、冬换季或环境变化时易疲惫、头痛、呼吸道发炎。用油配方:罗文莎叶精油 3 滴＋黑云杉精油 2 滴＋欧洲赤松精油 3 滴＋胶冷杉精油 2 滴＋荷荷巴油 10 mL

　　一般呼吸道机能养护:消炎杀菌、预防感冒、鼻炎等一般保养。用油配方:柠檬精油 3 滴＋罗文莎叶精油 3 滴＋香桃木精油 2 滴＋欧洲赤松精油 2 滴＋荷荷巴油 10 mL。

　　3. 掌握呼吸芳香保健手法

　　(1)上背部梳理按摩:上背部手掌由腰部向颈部交替上油—双手拇指由腰部向颈部向内齐推膀胱经—单侧拇指由腰部向颈部交替推膀胱经—另一侧拇指由腰部向颈部齐推五

线—交替肘滑肩胛骨—刮板由颈部向腰部疏通五线。

（2）胸腺梳理按摩：手掌由腹部向颈部交替推任脉—四指梳理膻中穴—四指由内侧向外侧交替梳理单侧肋骨缝（12肋到锁骨）—安抚。

（3）手臂梳理按摩：由手腕向三角肌方向安抚手臂交替上油—拇指由手腕向三角肌方向梳理肺经—刮板由三角肌向手腕方向梳理肋骨缝、锁骨缝、肺经—安抚结束。

任务准备

（1）呼吸系统问题个案。

（2）呼吸系统芳香调理常用单方精油、基础油、必要的环境、必需的物品。

任务实施

1. 调配用油　根据客户呼吸系统问题调配用油。

2. 具体手法操作步骤　为顾客进行呼吸道保健芳疗SPA具体操作步骤如下。

第一步，开穴，点按印堂、晴明、鼻通、迎香、神藏、神封、膻中穴（图9-1-1）。

第二步，双手展油，头位展肩颈、展整个左侧大臂，安抚左侧大臂（图9-1-2）。

呼吸道
保健视频

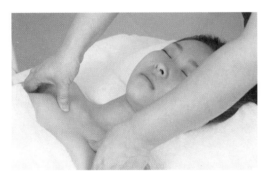

图9-1-1　呼吸道保健第一步

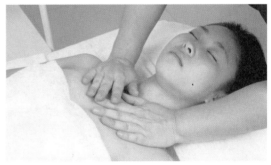

图9-1-2　呼吸道保健第二步

第三步，拇指寸推由肘部到腋下推大臂内侧三条线，即肺经、心包经、心经（图9-1-3）。

第四步，拇指交替推腋下淋巴（图9-1-4）。

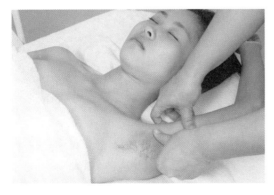

图9-1-3　呼吸道保健第三步

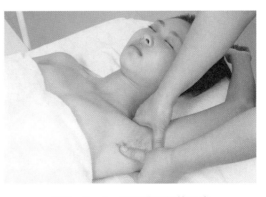

图9-1-4　呼吸道保健第四步

第五步,拳推大臂内侧及腋下(图9-1-5)。

第六步,拇指推颈侧3条线,推风池穴到肩峰,推翳风穴到锁骨窝,推下颌角到锁骨窝(图9-1-6)。

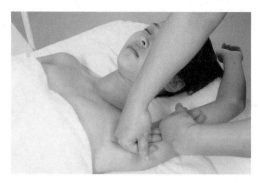

图9-1-5 呼吸道保健第五步

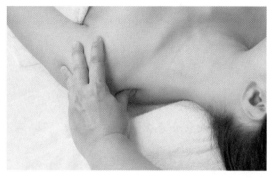

图9-1-6 呼吸道保健第六步

第七步,上拉至耳前淋巴,绕耳到耳后淋巴,顺颈侧淋巴到锁骨下淋巴至腋下(图9-1-7)。

第八步,对侧重复第三到第七步。

第九步,拇指推锁骨上缘、锁骨下缘(图9-1-8)。

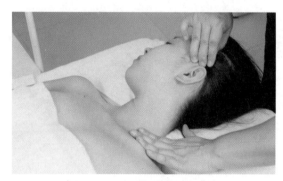

图9-1-7 呼吸道保健第七步

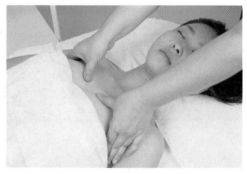

图9-1-8 呼吸道保健第九步

第十步,拇指推任脉,推肾经(图9-1-9)。

第十一步,拇指推肋间隙,拳推肋间隙,推完一侧再推另外一侧(图9-1-10)。

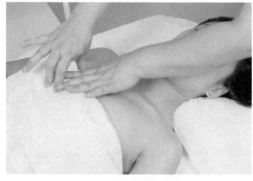

图9-1-9 呼吸道保健第十步

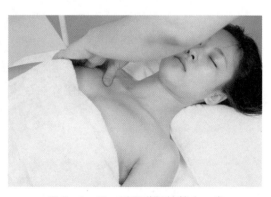

图9-1-10 呼吸道保健第十一步

第十二步,安抚结束(图9-1-11)。

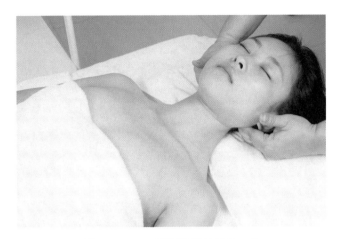

图9-1-11　呼吸道保健第十二步

任务评价

分组评价:学习小组在演练过程中,教师、组间分别按照表9-1-1进行打分,各项叠加为最终得分。

表9-1-1　呼吸系统芳香保健测评表

评价指标	分值	内容要求	评分标准	实际得分
专业准备与沟通	20分	卫生与着装（5分）	芳疗师穿戴整洁,符合专业卫生要求; 双手洁净,使用前已消毒	
		精油与工具准备(5分)	所需精油种类齐全,调配比例正确; 按摩工具干净,无损坏	
		专业知识与沟通(10分)	对顾客呼吸系统问题有准确判断; 解答顾客疑问清晰、专业; 调理前充分沟通,了解顾客需求与禁忌	
调理过程评估	50分	手法技巧(20分)	手法熟练,力度适中,无不适感; 根据呼吸系统问题,采用适宜的按摩手法和精油配方	
		操作规范性（15分)	操作步骤清晰,无遗漏或多余动作; 按摩顺序合理,时间控制得当; 按摩过程中保持专注,与顾客有良性互动	
		顾客反馈(15分)	顾客在调理过程中感觉舒适,无疼痛或不适感; 顾客对芳疗师的手法、态度表示满意	
效果评估与后续建议	20分	即时效果(10分)	顾客在接受调理后,感觉身体放松,精神状态有所提升; 呼吸系统问题有所缓解(如咽喉部舒畅等)	

（续表）

评价指标	分值	内容要求	评分标准	实际得分
		后续建议(10分)	根据顾客呼吸系统调理效果,提供个性化的后续调养建议; 建议内容具体、可行,包括饮食、运动、生活习惯等方面的指导	
整体印象 与顾客满 意度	10分	整体印象(5分)	调理环境整洁、舒适,氛围温馨; 芳疗师态度亲切、专业,服务周到	
		顾客满意度 (5分)	顾客对本次调理的整体体验表示满意或非常满意; 愿意再次接受该芳疗师的服务或推荐给他人	
总分	100分			

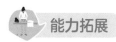 能力拓展

呼吸保健 SPA 疗程服务的标准话术

开场:"您好,这是今天为您准备的疗程间×××,空间扩香的香气是×××,净化空气,有利于呼吸系统。"

"您感觉一下灯光可以吗? 温度可以吗?"

介绍疗程:"今天为您进行的疗程是呼吸道芳疗 SPA,可以帮助您改善免疫力、提升呼吸道机能、预防感冒、改善呼吸道功能下降时的症状。"

"这是为您准备的更衣柜,稍后,您可以把衣服放在这里并换上为您准备的服装。这是为您准备的首饰盒,还有置物篮,可以把您的贴身衣物放在里面。接下来进行淋浴,已经为您准备好洗护用品,稍后我们会在按摩床进行按摩,在疗程结束后我会用丁夏为您做唤醒。"

"您可以先淋浴,(使用淋浴的方式待补充)我在外面等您,结束后您按呼叫铃,我就会进来。您有任何需要都可以按呼叫铃。"看见呼叫铃,芳疗师在 1 分钟内,敲门示意进入疗程间。

闻香仪式:"现在开始闻香仪式,现在请您配合我做 3 次深呼吸,吸气、呼气,带着这种放松的感觉开始我们的×××。"

开始呼吸道保健手法:先把脚枕、头上毛巾拿掉,放头枕(一手放在顾客肩部,一手拿枕头)。引导顾客转身:"请您配合做转身,麻烦您抬一下头,为您垫一个枕头,可以侧躺在枕头上,请您转身。"包头毛巾对折放在顾客眼部,遮光以及给予安定感。

结束:一手在顾客肩头,一手在顾客手部。"您今天的疗程已经结束了,您现在是休息一会还是现在就起来呢?"

（廖秀娟、孙红霞）

任务二 食欲欠佳调理

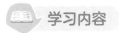 学习目标

1. 掌握食欲欠佳个案沟通方法。
2. 能够判断食欲欠佳原因,并能够选择食欲欠佳适合的精油、制定配方,为顾客提供标准规范服务。
3. 整体保健规范建议,并做好健康宣教。

任务分析

食欲欠佳时,需要帮助顾客找到进行食欲调理的方向,重点在于肠道问题的判断和精油的选择上。

学习内容

芳香肠道保健流程如图9-2-1所示。

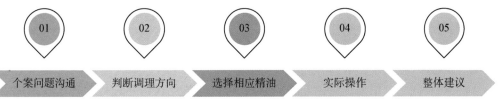

图9-2-1 芳香肠道保健流程图

1. **个案问题沟通** 通过询问顾客以下问题,建立个案咨询表(表9-2-1),根据咨询内容,进行判断。

表9-2-1 食欲欠佳调理-个案咨询表

咨询编号:

咨询人	YY	年龄	28岁	性别	女
所在地	北京	压力自评	压力大	肝肾功能	正常
肠胃情况	胃胀	月经情况	正常		
慢性病	无	治疗及用药史	无		
症状表现	吃一点就会胃胀,经常食欲不振,有时胀气,身体没力气,感觉压力很大,容易感冒。想要恢复正常的饮食及生活状态				

2. 判断食欲欠佳、确定调理方向　根据咨询表判断出上述个案,属于脾脏活力不足。

免疫低下:易感冒,食欲欠佳,腹胀腹泻,倦怠,舌苔厚。

调理方向:提升免疫力,激励胆汁分泌,促进消化。在食欲欠佳的时候,疏通脾脏停滞的"气"非常重要,同时加强疏肝。

同时考虑情绪:胀气与恐惧及焦虑有关,需要平衡情绪。

3. 食欲调理常用精油　食欲调理常用精油如表9-2-2所示。

表9-2-2　食欲欠佳调理精油选择

精油名称	作　　用
薄荷精油	健胃、抗菌、通"气"、冷却、针对消化不良、腹泻,改善体内淤积的"气"循环,驱除体内湿气,消除疼痛 【归经】脾、肝、肺
乳香精油	增强免疫力,保持皮肤光滑,促进愈合,改善呼吸,提高血氧饱和度,缓解紧张,放松身心 【归经】脾、心、肝、肺
柠檬精油	激励胆汁分泌、促进消化、强壮肝脏、排肝毒、振奋精神、平衡情绪、通畅体内停滞的"气",促进血液循环 【归经】脾、肺、肝
生姜精油	暖身、提升免疫、促消化、改善血液循环、祛除湿寒、缓解关节疼痛 【归经】肾、心、脾、肺

4. 食欲欠佳调理常用配方

身体按摩配方:乳香精油3滴、柠檬精油3滴、薄荷精油2滴、生姜精油4滴＋荷荷巴油10 mL

香薰配方:甜橙精油、佛手柑精油。

配方思路:薄荷改善脾脏的"气"循环,祛除体内多余湿气,柠檬促进消化,乳香提升免疫,生姜温暖肠胃,帮助消化吸收。

5. 整体保健建议　日行一万步、吃动两平衡,调整饮食结构,保持心情愉悦。每日进行芳香沐浴及按摩,空气中扩香,补充酵素、益生菌。

饮食:药食同源。根据五色入五脏的原则,可选择黄色食物并进行合理膳食搭配,如南瓜、芋头、谷物、玉米、凤梨等,入脾脏,活跃肠胃功能,促进消化吸收。此外,富含食物纤维的蘑菇类、卷心菜,富含优质蛋白质的豆制品、鱼虾,都值得推荐。

运动:慢跑,避免过于剧烈的运动。

花草茶:龙眼肉茶、陈皮茶。

 任务准备

（1）精油、调配瓶、基础油。

（2）安静的环境。

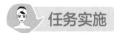 任务实施

食欲欠佳调理视频

小组练习:3人一组(芳疗师、助手及顾客)。

1. 练习个案咨询　模拟与顾客进行轻松沟通,掌握对方身体状况、实际症状、想要调理的方向,确定顾客肠道问题的类型,是选择精油并进行调配的关键。

2. 选择精油、做出配方　了解肠道问题类型后,确定芳疗调理方向,选择适合的精油,确定调配比例,进行调配的同时制定香薰方案。

3. 整体方法实施　食欲调理香薰疗法及按摩按照步骤进行。过程中始终保持和顾客的同频呼吸,手不离开顾客。

按摩操作1:

取1滴管精油涂抹腹部,进行顺时针按摩,尤其照顾到关元穴,可祛除体内寒气,同时涂抹足底肠胃反射区,刺激三阴交穴,改善"气"循环,促进肠胃机能。

关元穴:位于脐下4指。

三阴交穴:位于内脚踝上方4指的位置,胫骨内侧缘后方处。

按摩操作2:

第一步,腹部展油,操作者一手位于髂前上棘取适量复方精油于掌心,双手展油,将精油均匀涂抹双掌后放到上腹部,分向两侧沿肋下滑,从髂前上棘到下腹部,再上推至两侧,反复3~5遍(图9-2-2)。

第二步,双拇指按揉期门、章门、梁门等穴位各5~8遍(图9-2-3)。

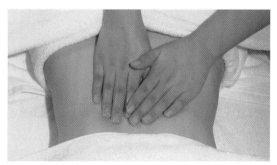
图9-2-2　食欲调理第一步

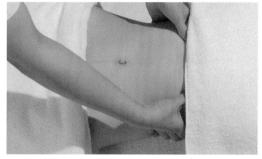
图9-2-3　食欲调理第二步

第三步,双掌于两肋肋部,快速分推半分钟(图9-2-4)。

第四步,双拇指指推腹部任脉,自下而上5~8遍(图9-2-5)。

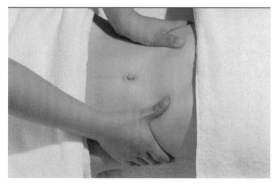
图9-2-4　食欲调理第三步

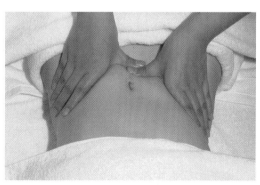
图9-2-5　食欲调理第四步

第五步,掌根轮流顺时针推上腹部5~8遍(图9-2-6)。

第六步,全掌按揉上腹部5~8遍(图9-2-7)。

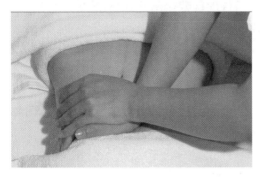

图9-2-6　食欲调理第五步

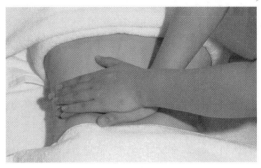

图9-2-7　食欲调理第六步

第七步,拇指点揉上脘中脘、下脘、天枢等穴位5~8遍(图9-2-8)。

第八步,双手多指提拿腹直肌5~8遍(图9-2-9)。

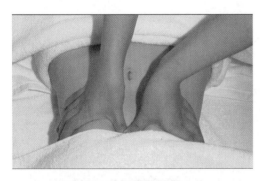

图9-2-8　食欲调理第七步

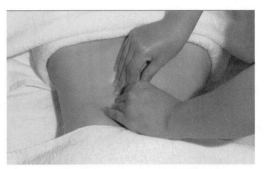

图9-2-9　食欲调理第九步

任务评价

学习小组在演练过程中,教师、组间分别按照表9-2-3进行打分,各项叠加为最终得分。

表9-2-3　食欲调理测评表

评价指标	分值	内容要求	评分标准	实际得分
专业准备与沟通	20分	卫生与着装(5分)	芳疗师穿戴整洁,符合专业卫生要求;双手洁净,使用前已消毒	
		精油与工具准备(5分)	所需精油种类齐全,调配比例正确;按摩工具干净,无损坏	
		专业知识与沟通(10分)	对顾客食欲不良问题有准确判断;解答顾客疑问清晰、专业;调理前充分沟通,了解顾客需求与禁忌	

(续表)

评价指标	分值	内容要求	评分标准	实际得分
调理过程评估	50分	手法技巧(20分)	手法熟练,力度适中,无不适感; 根据食欲问题,采用适宜的按摩手法和精油配方	
		操作规范性(15分)	操作步骤清晰,无遗漏或多余动作; 按摩顺序合理,时间控制得当; 按摩过程中保持专注,与顾客有良性互动	
		顾客反馈(15分)	顾客在调理过程中感觉舒适,无疼痛或不适感; 顾客对芳疗师的手法、态度表示满意	
效果评估与后续建议	20分	即时效果(10分)	顾客在接受调理后,感觉身体放松,精神状态有所提升; 食欲问题有所缓解(如不厌食等)	
		后续建议(10分)	根据顾客食欲调理效果,提供个性化的后续调养建议; 建议内容具体、可行,包括饮食、运动、生活习惯等方面的指导	
整体印象与顾客满意度	10分	整体印象(5分)	调理环境整洁、舒适,氛围温馨; 芳疗师态度亲切、专业,服务周到	
		顾客满意度(5分)	顾客对本次调理的整体体验表示满意或非常满意; 愿意再次接受该芳疗师的服务或推荐给他人	
总分	100分			

 拓展训练

能独立完成个案咨询,并给新人讲述完整咨询过程。

(李娜、张秀丽)

任务三　便秘调理

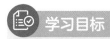 **学习目标**

1. 掌握便秘个案问题沟通。
2. 能够判断便秘原因,并选择适合便秘调理的精油、制定配方,根据实际操作,按照标准流程规范服务。
3. 提供整体保健规范建议,并做好健康宣教。

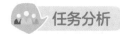　任务分析

　　针对便秘问题,需要帮助顾客找到便秘调理的方向,重点在于肠道问题的判断和精油的选择上。

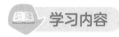　学习内容

　　1. 个案问题沟通　　通过询问顾客以下问题,建立个案咨询表(表9-3-1)。根据咨询内容,以个案为例子判断,填写表格。

表9-3-1　便秘调理-个案咨询表

咨询编号:

咨询人	程某	年龄	35岁	性别	女
所在地	北京	压力自评	压力大	肝肾功能	正常
肠胃情况	便秘	月经情况	偶尔量多		
慢性病	无	治疗及用药史	无		
症状表现	很难控制情绪,暴饮暴食,胃热烧心,口干有时候又黏腻,偶尔腹痛,月经量有时候多,白带多,身体虚胖水肿,便秘,身体疲惫,不爱运动				

　　2. 判断便秘问题、确定调理方向　　根据咨询表判断上述个案属于脾脏机能过剩。
　　免疫亢进:容易过敏(湿疹、荨麻疹、哮喘、过敏性鼻炎)、自身免疫性疾病(类风湿关节炎、慢性肾炎等)、食欲过剩、暴饮暴食、胃肠上火、白带多、水肿。
　　调理方向:平衡免疫,增强肠胃蠕动,祛除胃火,排除脾脏内淤积的"气"。
　　同时考虑情绪:便秘的心理症结在于放不下心事,在生理上使得大肠肌肉过度紧张,或情绪因素导致肠道紧缩,形成排便困难。
　　3. 便秘调理常用精油　　便秘调理常用精油如表9-3-2所示。

表9-3-2　便秘调理常用精油

精油名称	作　　用
马郁兰精油	温暖、镇静、镇痛、补充脾脏之"气",促进气血循环,提升免疫,抑制过剩的性欲和食欲,减缓暴饮暴食现象 【归经】脾、心
柠檬精油	激励胆汁分泌、促进消化、强壮肝脏、排肝毒、振奋精神、平衡情绪、通畅体内停滞的"气",促进血液循环 【归经】脾、肺、肝
薄荷精油	健胃、抗菌、通"气"、冷却,针对消化不良、腹泻,改善体内淤积的"气"循环,驱除体内湿气,消除疼痛 【归经】脾、肝、肺

(续表)

精油名称	作　用
生姜精油	暖身、提升免疫、促消化、改善血液循环、祛除湿寒、缓解关节疼痛 【归经】肾、心、脾、肺
肉桂精油	促进血液循环、强身健体、缓解阵痛、祛除体寒、缓解疼痛、补气养生，提升免疫力及生殖机能 【归经】肾、心、脾、肺（刺激性强，需要大量稀释后使用，或以合理的比例调配）
甜橙精油	给予活力、振奋精神、促进消化、补气行气、安定心神、放松情绪、提高脾脏功能，保持肠胃健康，暖身、促进血液循环。适合经常饮酒以及经常便秘的人群 【归经】肝、脾

4. 便秘调理常用配方

身体按摩配方：马郁兰精油 3 滴、柠檬精油 2 滴、薄荷精油 2 滴、生姜精油 2 滴、肉桂精油 1 滴、甜橙精油 3 滴＋荷荷巴油 10 mL。

香薰配方：甜橙精油、佛手柑精油。

配油思路：马郁兰补充脾脏的"气"，帮助胃肠活动，薄荷促进消化吸收，柠檬祛除胃热，增强肠道的排便能力，甜橙排出体内淤积的"气"

5. 整体保健建议　日行一万步、吃动两平衡，调整饮食结构，保持心情愉悦，每日进行芳香沐浴及按摩，空气中扩香，补充酵素、益生菌。

饮食：药食同源。根据五色入五脏的原则，可选择黄色食物并进行合理膳食搭配，如：南瓜、芋头、谷物、玉米、凤梨等，入脾脏，活跃肠胃功能，促进消化吸收，此外，富含食物纤维的蘑菇类、卷心菜、富含优质蛋白质的豆制品、鱼虾，都值得推荐。

运动：慢跑，避免过于剧烈的运动。

花草茶：龙眼肉茶、陈皮茶。

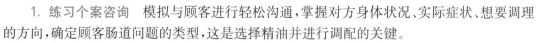 任务准备

（1）精油、调配瓶、基础油。
（2）安静的环境。

任务实施

小组练习：3 人一组（芳疗师、助手及顾客）。

1. 练习个案咨询　模拟与顾客进行轻松沟通，掌握对方身体状况、实际症状、想要调理的方向，确定顾客肠道问题的类型，这是选择精油并进行调配的关键。

2. 选择精油、做出配方　了解肠道问题类型后，确定芳疗调理方向，选择适合的精油，确定调配比例，进行调配。同时进行制定香薰方案。

3. 整体方法实施　香薰及按摩按照步骤进行。过程中始终保持和顾客的同频呼吸，手不离开顾客。

便秘调理
视频

按摩操作1：

取1滴管精油涂抹腹部，用手掌的根部沿着大肠走向，进行顺时针按摩。左下腹位置容易淤积宿便，在此位置两手四指重叠进行按摩。同时按压天枢穴5秒。最后再顺时针按摩3次。

天枢穴：位于肚脐两侧约3指（两个大拇指宽）的位置。便秘按压此穴位会有压痛感，对其进行刺激能有效解决消化系统问题。

按摩操作2：

第一步，双手上油，后在腹部顺时针打圈把油涂抹均匀（图9-3-1）。

第二步，双手拇指重叠点腹部任脉七穴（鸠尾、上脘、中脘、下脘、气海、关元、水道）（图9-3-2）。

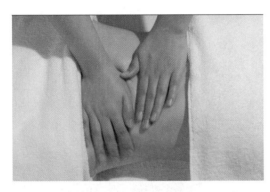
图9-3-1　便秘调理第一步

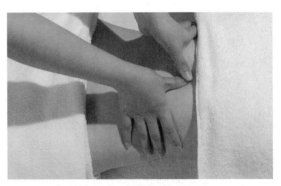
图9-3-2　便秘调理第二步

第三步，双掌交替向下滑腹部到小腹，顺序为先中间后两边（图9-3-3）。

第四步，小鱼际分母至腰到背，4指拨膀胱经后上拉至小腹鼠蹊穴（图9-3-4）。

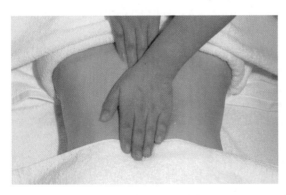
图9-3-3　便秘调理第三步

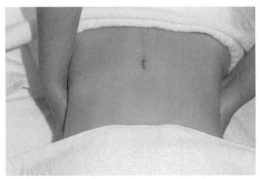
图9-3-4　便秘调理第四步

第五步，腹部双掌带力交替拧毛巾状（图9-3-5）。

第六步，双掌顺时针安抚腹部，后双掌重叠于脐，轻压肚脐停留5秒移开结束（图9-3-6）。

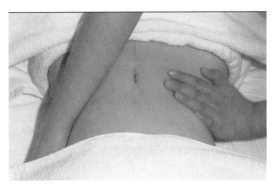

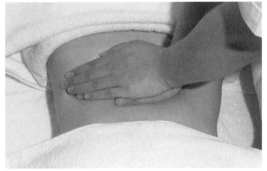

图9-3-5　便秘调理第五步　　　　　　　图9-3-6　便秘调理第六步

任务评价

分组评价:学习小组在演练过程中,教师、组间分别按照表9-3-3进行打分,各项叠加为最终得分。

表9-3-3　便秘调理测评表

评价指标	分值	内容要求	评分标准	实际得分
专业准备与沟通	20分	卫生与着装(5分)	芳疗师穿戴整洁,符合专业卫生要求; 双手洁净,使用前已消毒	
		精油与工具准备(5分)	所需精油种类齐全,调配比例正确; 按摩工具干净,无损坏	
		专业知识与沟通(10分)	对顾客便秘问题有准确判断; 解答顾客疑问清晰、专业; 调理前充分沟通,了解顾客需求与禁忌	
调理过程评估	50分	手法技巧(20分)	手法熟练,力度适中,无不适感; 根据便秘问题,采用适宜的按摩手法和精油配方	
		操作规范性(15分)	操作步骤清晰,无遗漏或多余动作; 按摩顺序合理,时间控制得当; 按摩过程中保持专注,与顾客有良性互动	
		顾客反馈(15分)	顾客在调理过程中感觉舒适,无疼痛或不适感; 顾客对芳疗师的手法、态度表示满意	
效果评估与后续建议	20分	即时效果(10分)	顾客在接受调理后,感觉身体放松,精神状态有所提升; 便秘问题有所缓解(如无宿便等)	
		后续建议(10分)	根据顾客便秘调理效果,提供个性化的后续调养建议; 建议内容具体、可行,包括饮食、运动、生活习惯等方面的指导	

(续表)

评价指标	分值	内容要求	评分标准	实际得分
整体印象与顾客满意度	10分	整体印象(5分)	调理环境整洁、舒适,氛围温馨; 芳疗师态度亲切、专业,服务周到	
		顾客满意度(5分)	顾客对本次调理的整体体验表示满意或非常满意; 愿意再次接受该芳疗师的服务或推荐给他人	
总分	100分			

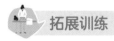 拓展训练

能独立完成个案咨询,并给新人讲述完整咨询过程。

(李娜、张秀丽)

任务四　消化不良调理

学习目标

1. 掌握消化不良护理流程、操作要点。
2. 能根据顾客身体情况及需求制定个性化肠胃养生项目。
3. 能按照芳香护理流程规范操作,并进行必要的健康宣教。

任务分析

消化不良芳香保养是帮助顾客排出肠胃中的胀气,改善消化不良的症状,根据顾客的改善进度,进行调整。掌握正常胃肠道芳香护理流程、操作要点是根据顾客需求,来调整精油的调配和手法的次数。在学习过程中,学习者往往会出现对胃肠道生理解剖位置不确定、找不准的问题,对具体护理环节的操作流程不熟悉,或者有疏漏,注意事项不明、手法动作不准等问题。上述问题的主要原因包括:①对基础芳香护理流程练习不够;②胃肠道保养的手法练习不够;③对人体生理解剖知识掌握不牢。因此,要掌握胃肠道芳香项目,学习者既要掌握芳香基础知识和生理解剖学,又要熟悉胃肠道芳香护理实施环节的具体操作规范,并在教师的指导下,经过认真刻苦地学习和反复训练,才能掌握方法和调理出效果。

学习内容

　　1. 顾客基本信息了解　芳疗师通过了解顾客身心情况,包括姓名、年龄、婚姻、职业、兴趣爱好、生活方式、健康状况、家族病史、近期情绪变化等内容,结合自身专业知识并借助检测仪器等手段,综合分析,并与顾客充分沟通,全面了解顾客信息,完成信息收集,具体如表表 9-4-1 所示。

表 9-4-1　顾客信息档案

顾客基本资料
顾客姓名:<u>王女士</u>　性别:男　女✓
职业:<u>文职人员</u>
年龄:<u>42 岁</u>
身高:<u>160 cm</u>
体重:<u>160 斤</u>
若未满 21 请注明:
详细家庭状况
婚姻状况:未婚　已婚✓　离婚　其他
子女人数:　<u>1</u>　　年龄:<u>12 岁</u>
共同居住家庭人数:　<u>3</u>　　成员:<u>丈夫、1 子</u>
生活方式
抽烟:<u>有</u>　喝酒:<u>有</u>　节食:<u>无、饮食肉食</u>
运动:<u>很少,几乎没有</u>
睡眠情况:<u>10 点以后入睡,质量一般</u>　爱好/兴趣:<u>无</u>
病历(如有严重疾病请写明详细病历/手术)
以前:<u>无</u>
现在:<u>无　血压、血糖、血脂指标正常</u>
是否有任何需要定期检查之疾病
如有,请提供详细说明:<u>无</u>
是否服用任何药物
请提供详细说明:<u>无</u>
以数字 1～10 量化其身心情况(数字越大,情况越差)
压力:　<u>8</u>　　轻松:　<u>3</u>　　情绪状态:<u>多疑 7</u>　体力状况:　<u>4</u>
女性顾客
怀孕:　<u>无</u>　　上次经期:<u>10 月 7 日</u>　　流产:<u>无</u>
避孕药:　<u>无</u>　　经前状态:<u>每次错后 8～10 天左右,伴有腹胀,有血块</u>
妇科问题:　<u>无</u>
个案描述:
42 岁,久坐,工作时间每天为 8 小时,一周有 2～3 天加班的状态。不爱运动,饭后也是处在坐着的状态。 　　有一个在上学的儿子,平时辅导作业也是坐着。 　　饮食偏厚重油腻,外卖多,吃饭时间基本固定,但吃饭速度很快,吃饭时间在 15 分钟之内。

（续表）

体重：较重，BMI 是 32，属于肥胖，体脂超标。 体态：属于中心性肥胖，（血压、血脂、血糖属于稳定但都在临界值的边缘徘徊） 睡眠：比较规律，但是由于要辅导孩子以及家务，睡眠时间明显不足。 饮水：不爱喝水。
基本状态： 　　由于久坐、无运动和年龄的原因有 2 年的胃肠胀气现象，多出现在午饭后、晚饭后，胀气时间持续较长，伴有胀满感。加上以上了解的客户信息，准确地定为亚健康状态：消化不良引发的身体不适。需要通过肠胃养生结合芳香精油来达到祛除胃肠胀气改善消化不良的身体症状。
芳疗目标： 　　结合顾客状态及日常工作、生活情况分析，SPA 疗愈肠胃保养护理目标包括： 　　1. 通过胃肠道保养手法改善胃肠胀气。 　　2. 通过调配芳香精油来达到调理胃部消化不良。 　　3. 通过芳香疗法的疗程，让顾客腹部柔软，减轻消化不良导致体态臃肿，让顾客更加自信、健康。

　　结合顾客信息资料，可判断该顾客为消化不良。

　　由于 42 岁正处在女性生理周期的第 6 个阶段。在这个阶段的女性，消化系统功能减退是一个正常的生理衰老现象。造成王女士消化不良的原因主要包括：长时间久坐 8～10 小时，不运动。饮食营养缺少粗纤维、喝水少，又有烟酒嗜好，睡眠不足。这些诱因引发了王女士长期伴有胃肠胀气消化不良的症状，影响了体态和生命质量。

　　2. 制定芳香护理方案　芳疗师根据以上顾客皮肤特点及具体需求，正确选用芳香精油，合理制定芳香护理方案。

　　（1）芳香疗程设计：芳疗师根据顾客需求，结合王女士身体情况及芳香养生护理目标，进行如下疗程设计：

　　1）所需时间：5～7 天一次，10～12 次为一个疗程，每次 45～60 分钟。

　　2）护理内容：使用调配好的精油，使腹部皮肤毛孔张开，进行腹部按摩；然后调配好的精油，在腹部进行打太极，促进精油的吸收；对腹部内脏位置施以穴位按摩，帮助肠道快速分解吸收营养物质，促进胃肠部肌肉组织血液循环；最后运用按摩手法来促进胀气的排除，达到缩小腹围的效果。

　　在设计芳香疗程时，应综合考虑顾客实际情况，合理制定芳香疗程方案，并与顾客达成共识。具体疗程长短应以顾客恢复自然健康状态为参照。需要注意的是，在疗程设计中应加入顾客疑问解答、促进顾客持续护理等环节，而且要注意顾客的经济实力，循序渐进地设计疗程，从而避免给顾客带来额外的心理压力。

　　（2）芳香精油选择

　　单方精油：甜橙精油、姜精油、黑胡椒精油。

　　基础油：葡萄籽油、荷荷巴油、甜杏仁油、酪梨油、玫瑰果油等。

　　纯露：玫瑰纯露、茶树纯露、罗马洋甘菊纯露。

　　以上芳香精油如何进行复配呢？

　　罗马洋甘菊精油 5 滴＋10 mL 葡萄籽油；

　　玫瑰精油 2 滴＋黑胡椒精油 3 滴＋10 mL 荷荷芭油；

　　玫瑰精油 5 滴＋10 mL 甜杏仁芭油；

姜精油 8 滴＋洋甘菊精油 3 滴＋甜杏仁油 15 mL；

黑胡椒精油 10 滴＋10 mL 甜杏仁油；

玫瑰精油 15 滴＋甜橙精油 10 滴＋20 mL 甜杏仁油。

（3）肠胃芳香疗程确定：在芳香疗程设计过程中，需要与顾客积极沟通，及时记录各项沟通内容，并对芳香疗程进行合理调整，获得顾客确认签字。

3. 消化不良护理流程

（1）护理准备

按照芳香护理方案，参照芳香疗法按摩室的布置要求，准备相应的芳香精油、基础油、纯露、熏香设备、温油台、花瓣、热敷袋、灯光、温度适宜等。

其他护理准备：如淋浴间、泡浴间、按摩床、时钟、挂衣架、毛巾、枕头、椅子、饮用水、纸屑筒等。

（2）护理流程

1）芳香清洁：作为身体护理的芳香清洁，主要的形式有泡浴和淋浴室两种形式并存。芳香清洁是进行肠胃芳香疗法的第一步。

芳香泡浴：齐胃上口部的水深（水温控制在 45℃），温水泡浴将人体的皮肤毛孔打开，令皮肤升温，缓解胃部的不适，缓解情绪。（可以放 5 滴甜橙精油）如果没有泡浴，利用淋浴也可以达到同样的效果。由于淋浴是通过淋浴喷头出水，水流集中，有冲击力，所以需要顾客淋浴前提醒顾客，重点冲洗背部的中焦和胃部。水温保持在 45℃。确保顾客配合完成芳香清洁的第一步，这一点很关键，最后让顾客饮用 50 mL 的温水。

2）肠胃芳香按摩：首先把调配好的芳香精油加热，均匀地按照顺时针方向，用打太极的方式，以肚脐为圆心，逐渐扩大范围，直到打满整个腹腔。力度均匀地分散在手掌中，利用手掌和油的温热，进一步打开腹部的开关。过程中要保持全神贯注，感受胃肠道在腹腔内的律动，慢慢地跟上节奏。需要注意的是，不要忽略和顾客的连接，手掌全程不要离开顾客的身体，这是肠胃芳香保养中的第二个关键点。

3）胃部的排空：帮助顾客把胃部的胀气排除，准确地找出顾客的胃部位置和形状，轻柔地把手放在胃部。先感受胃部的节律，再用手轻柔地去触碰胃的边缘，并感受胃部的紧张程度，然后放松紧张的一边。逐渐加重手法，直到胃部的胀气排空，如果需要很长时间排空，需要让顾客耐心地去感受自己的胃部，与自己建立一个连接。

4）松解胃部的贲门：找到剑突下的一个位置，用手指点按住贲门的位置进行松解。让胃部的气体可以顺畅地向上或向下排出。

5）排出小肠中的气体：按照小肠的位置，找出肠道 D_2 和 D_3 的位置，进行松解。手的大鱼际沿着肚脐周围的边缘进行松解，判断肠道中是不是有深层的气体没有排出。

6）排出升、横、降结肠中的胀气：手掌在升、横、降结肠的位置进行交替的推按。推完降结肠，气体会随着手掌在腹部移动。此时如果肠胀气很多，尾椎和盆腔会有胀感，这是非常好的效果，说明在护理后，顾客会排出肠道内的气体。

7）促进肠道节律：当把胃肠胀气都排出以后，我们要做的就是促进肠道的正常节律，解决消化不良的根源问题。顾客由于长期久坐，腹部的筋膜和网膜都需要放松，让肠道回到正常的蠕动节律，彻底改善消化不良的状态。而这个手法，也是最后一步，同样起着重要的作用，决定胀气是否能顺利地排出体外。

操作中要求芳疗师熟练地调配好精油,注意比例和用量;熟练掌握手法,手法和精油结合才能顺利地完成项目,保证顾客的调理效果;不仅要求芳疗师对保养流程的每一个环节,包括具体实施操作、相关注意事项等十分熟悉,还需要芳疗师能根据顾客的具体情况进行有针对性的调整,能充分理解顾客需求,与顾客进行有效交流,提升服务体验。

(3)护理档案记录:护理结束后,增强顾客自我保健意识,鼓励顾客按照疗程坚持护理。此外,芳疗师还应完善顾客档案,及时记录本次护理后顾客的感受及发现的问题,为顾客提供居家护理建议,保证护理效果。最后,芳疗师应与顾客预约下次护理时间,确认服务提醒方式(电话、短信或其他),并请顾客签名确认。

🔍 任务准备

(1)胃肠道芳香项目的视频资料或者PPT。
(2)胃肠道芳香项目方案案例。
(3)胃肠道芳香项目训练物品:芳香精油、基础油、温油器、热敷袋。

👤 任务实施

消化不良
调理视频

1. **教学示范**　主要为调制芳香精油示范;腹部太极手法示范;胃部胀气排空示范;肠道胀气排空示范;升结肠排气示范;横结肠排气示范;降结肠排气示范;腹膜放松示范。

2. **小组训练**　2人一组,进行角色扮演,互为顾客,进行肠胃芳香护理训练。注意训练过程中的相关要求。

3. **个人训练**　根据教师确定的肠胃芳香护理方案,进行反复多次练习,熟悉操作流程,熟练掌握肠胃芳香护理的基本手法、操作步骤及注意事项。

第一步,打开顾客腹部,双手展油,顺时针安抚整个腹部(图9-4-1)。

第二步,开穴,点鸠尾、上脘、下脘、气海、关元穴(图9-4-2)。

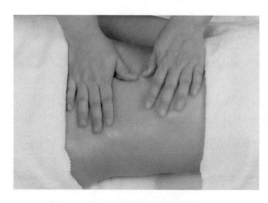

图9-4-1　消化不良调理第一步

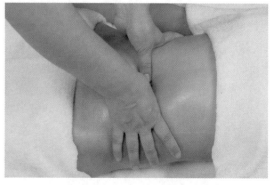

图9-4-2　消化不良调理第二步

第三步,双掌交替向下推整个腹部(图9-4-3)。

第四步,四指揉贲门、幽门(图9-4-4)。

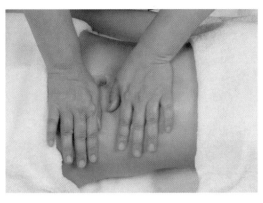

图9-4-3　消化不良调理第三步

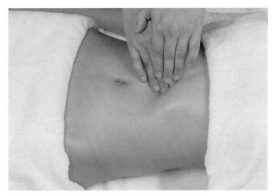

图9-4-4　消化不良调理第四步

第五步,双手交替推肋骨缘,先一侧,再另一侧(图9-4-5)。

第六步,四指重叠顺时针绕肚脐打圈,由小圈至大圈(图9-4-6)。

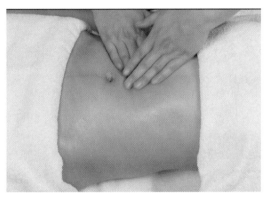

图9-4-5　消化不良调理第五步

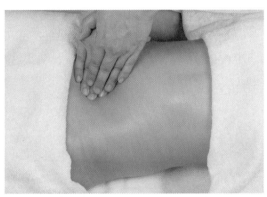

图9-4-6　消化不良调理第六步

第七步,掌推整个大肠,升结肠、横结肠、降结肠、乙状结肠,如需要可以使用拇指加强操作(图9-4-7)。

第八步,双掌重叠按压肚脐停留10秒钟,操作结束(图9-4-8)。

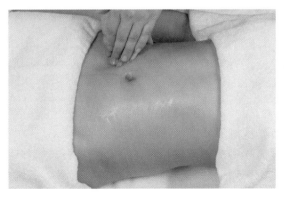

图9-4-7　消化不良调理第七步

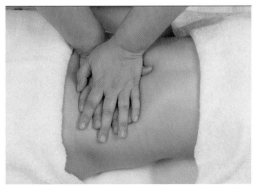

图9-4-8　消化不良调理第八步

任务评价

（1）分组评价：学习小组在演练过程中，教师、组间分别按照表9-4-2进行打分，各项叠加为最终得分。

表9-4-2　消化不良调理测评表

评价指标	分值	内容要求	评分标准	实际得分
专业准备与沟通	20分	卫生与着装（5分）	芳疗师穿戴整洁，符合专业卫生要求； 双手洁净，使用前已消毒	
		精油与工具准备（5分）	所需精油种类齐全，调配比例正确； 按摩工具干净，无损坏	
		专业知识与沟通（10分）	对顾客消化不良问题有准确判断； 解答顾客疑问清晰、专业； 调理前充分沟通，了解顾客需求与禁忌	
调理过程评估	50分	手法技巧（20分）	手法熟练，力度适中，无不适感； 根据消化不良问题，采用适宜的按摩手法和精油配方	
		操作规范性（15分）	操作步骤清晰，无遗漏或多余动作； 按摩顺序合理，时间控制得当； 按摩过程中保持专注，与顾客有良性互动	
		顾客反馈（15分）	顾客在调理过程中感觉舒适，无疼痛或不适感； 顾客对芳疗师的手法、态度表示满意	
效果评估与后续建议	20分	即时效果（10分）	顾客在接受调理后，感觉身体放松，精神状态有所提升； 消化不良问题有所缓解（如积食、口臭等）	
		后续建议（10分）	根据顾客消化不良调理效果，提供个性化的后续调养建议； 建议内容具体、可行，包括饮食、运动、生活习惯等方面的指导	
整体印象与顾客满意度	10分	整体印象（5分）	调理环境整洁、舒适，氛围温馨； 芳疗师态度亲切、专业，服务周到	
		顾客满意度（5分）	顾客对本次调理的整体体验表示满意或非常满意； 愿意再次接受该芳疗师的服务或推荐给他人	
总分	100分			

（2）想一想，练一练：请思考适合胃肠道芳香项目的芳香精油有哪些。

（3）善总结，提建议：请对胃肠道芳香护理流程中的操作要点及注意事项进行总结。除了按照教师教的方法练习以外，还有什么好的想法或建议？

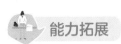 能力拓展

1. 请画出胃肠道的位置解剖图,或者在网络上找出图片进行标注。
2. 在实体模特身上,快速准确地找出和标记胃、小肠、升横降结肠的位置。

（曹宇霞）

项目十　芳香生殖保健

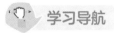

学习导航

<table>
<tr><td rowspan="6">芳香生殖保健</td><td rowspan="3">盆腔保健</td><td>顾客基本信息了解</td></tr>
<tr><td>制定盆腔保健方案</td></tr>
<tr><td>盆腔保健养护操作流程</td></tr>
<tr><td rowspan="3">美胸保健</td><td>认识胸部保养</td></tr>
<tr><td>认识并掌握乳房穴位及按压手法</td></tr>
<tr><td>芳香精油的选择</td></tr>
</table>

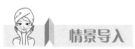

情景导入

经过腹部芳香基础服务后,张女士对 SPA 中心提供的芳疗项目十分满意。由于最近经常熬夜加班,导致工作压力较大,睡眠不足,出现了经期紊乱、量少,手脚寒凉并伴有下肢水肿的情况,想通过芳香生殖保健项目改善上述问题。SPA 中心该如何利用芳香精油为张女士提供芳香生殖保健定制服务? 如何进行个性化养护? 对常见的生理问题又该如何进行养护呢?

任务一　盆腔保健

学习目标

1. 掌握盆腔养护芳香养护流程、操作要点及注意事项;
2. 根据顾客盆腔问题及需求制定个性化芳香美容养护方案;
3. 能按照芳香养护流程规范,为顾客细心、耐心操作。

任务分析

　　芳香盆腔养护不仅可以针对顾客身体进行养护,还可以给顾客带来情绪上的放松,促进身心合一。掌握盆腔养护芳香养护流程、操作要点及注意事项是根据顾客需求提供个性化芳香美体养护服务的基础。在盆腔保养的学习过程中,学习者往往会出现对基础芳香养护流程不清、具体养护环节的操作流程不熟、基本要求不知、注意事项不明、手法动作不准等。上述问题的主要原因包括:①对基础芳香养护流程掌握不牢固;②对具体养护环节的基本要求和注意事项认识不足;③对基础芳香养护的重要性缺乏足够重视;④对基础芳香养护缺乏学习和训练。

学习内容

　　1. 顾客基本信息了解　芳疗师通过了解顾客身心情况,包括姓名、年龄、婚姻、职业、兴趣爱好、生活方式、健康状况、家族病史、近期情绪变化等内容,结合自身专业知识并借助检测仪器等手段,综合分析,并与顾客充分沟通,全面了解顾客信息,完成信息收集,具体如表10-1-1所示。

表 10-1-1　顾客信息档案

顾客基本资料
顾客姓名:张女士　　　性别:男　女√
职业:市场营销人员
年龄:40 岁
若未满21请注明:＿＿＿＿

详细家庭状况
婚姻状况:未婚　已婚√　离婚　其他
子女人数:＿1＿　　年龄:12岁
共同居住家庭人数:＿2＿　成员:丈夫、1子

生活方式
抽烟:＿无＿　喝酒:＿应酬＿　节食:＿无、饮食不规律＿

（续表）

运动:很少,几乎没有 睡眠情况: 11 点以后入睡,质量一般　　爱好/兴趣:无
病历(如有严重疾病请写明详细病历/手术) 以前:无 现在:无
是否有任何需要定期检查之疾病 如有,请提供详细说明:无
是否服用任何药物 请提供详细说明:无
以数字 1～10 量化其身心情况?（数字越大,情况越差) 压力: 6　　轻松: 5　　情绪状态:暴躁7　　体力状况: 4
女性顾客 怀孕: 无　　上次经期: 9 月 7 日　　流产:1 次 避孕药: 无 月经周期: 不规律,经常提前或者推后 行经天数: 2～3 天,前两天量多,基本 3 天结束 经前状态:周期不规律,经血颜色深,有血块,伴有胸部胀痛,时有头痛 妇科问题: 无
个案描述: 基本状态:经期不规律,经常提前或者推后,行经一般 2～3 天,时有回潮现象,经期伴有焦虑,影响睡眠,胸部胀痛,腿部水肿,面部无光泽,暗黄。 分析:工作压力大,饮食不规律,经常出差等引起的内分泌失调,卵巢激素功能紊乱,循环不良。
芳疗目标: 结合顾客皮肤状态及日常工作、生活情况分析,芳疗盆腔养护目标包括:1. 改善经期症状,调整月经周期;2. 调节内分泌,加强盆腔排毒功能;3. 提高腰臀温度,减少脂肪堆积,重现健美腰身,提高自信。

　　结合以上顾客信息资料,可判断该顾客盆腔排毒不良,内分泌失调,经期不规律,经期不适,引发情绪焦躁等问题。

　　造成以上的原因主要包括:长时间伏案工作,久坐、久站,运动少,盆腔排毒功能下降,腰部的腰肌劳损,腰部疼痛,腰臀部发黑,温度冰凉,月经不调,宫寒;下肢水肿,循环较差。激素水平下降,性冷淡。

　　2. 制定盆腔保健方案　芳疗师应根据顾客的特点及具体需求,正确选用芳香精油,合理制定芳香美容养护方案。

　　(1)芳香保健疗程设计:芳疗师根据顾客需求、皮肤特点合理设计芳香疗程。结合张女士生理情况及芳香美体养护目标,进行如下疗程设计:

　　1)所需时间:5～7 天一次,10～12 次为一个疗程,每次 45～60 分钟。

　　2)养护内容:①芳香养护咨询,个性化调油;②针对性地进行穴位的点按;③使用拇指和手掌进行局部的肌肉放松;④使用调配好的个性化精油,进行腹部、腰部及大腿内侧的按摩;⑤结合仪器或者采用热敷的方式提高局部温度;⑥建议食补:摄入优质脂肪酸,帮助平衡激素系统,食用豆制品,调节雌性激素水平。补充维生素 C、叶酸及铁元素,促进血液循环,预防贫血。

3)养护效果:①平衡激素水平;②提高盆腔排毒功能;③规范月经周期;④提高卵巢功能;⑤提高盆腔温度,促进循环;⑥改善腰酸背痛的现象;⑦改善面部皮肤。

在设计芳香疗程时,应综合考虑顾客实际情况,合理制定芳香疗程方案,并与顾客达成共识。具体疗程长短应以顾客生理周期恢复自然健康状态为参照。需要注意的是,应在疗程设计中加入顾客疑问解答、促进顾客持续养护等环节。

(2)芳香精油选择:结合顾客情况,常用芳香精油有:

单方精油:天竺葵精油、玫瑰精油、薰衣草精油、橙花精油、迷迭香精油、葡萄柚精油、柠檬精油、快乐鼠尾草精油、依兰精油、丝柏精油、肉桂精油、茶树精油、黑胡椒精油等。

基础油:荷荷巴油、甜杏仁油、月见草油等。

芳香精油复配:

1)玫瑰精油2滴+丝柏精油1滴+橙花精油1滴+9 mL荷荷巴油+1 mL月见草油;

2)天竺葵精油2滴+橙花精油2滴+迷迭香精油1滴+10 mL荷荷巴油;

3)玫瑰精油2滴+柠檬精油2滴+薰衣草精油1滴+10 mL荷荷巴油;

4)天竺葵精油2滴+葡萄柚精油2滴+快乐鼠尾草精油1滴+荷荷巴油5 mL+甜杏仁油5 mL;

5)橙花精油2滴+迷铁香精油1滴+肉桂精油1滴+丝柏精油1滴+10 mL荷荷巴油;

6)依兰精油2滴+葡萄柚精油1滴+快乐鼠尾草精油1滴+黑胡椒精油1滴+10 mL甜杏仁油。

7)依兰精油3滴+薰衣草精油2滴+9 mL荷荷巴油+1 mL月见草油

(3)操作手法选择:进行芳疗操作手法时,芳疗师应心持善念、身心放松,了解芳疗手法操作属于整体操作,是顾客与芳疗师之间的交流。芳疗师的双手力度应深沉、舒缓、温暖,带着信念在顾客的身体部位创造健康新平衡,给予顾客情绪的感受,包括放松、信赖、支持、安抚、快乐、平衡及价值感。

芳疗操作手法的目标包括:①给予顾客安全性、照顾、安抚、放松顾客的心理;②给予顾客完整的身体按摩;③给予顾客持续不断的、新的、流畅的按摩体验,恢复肌肤活力。

(4)芳香疗程确定:在芳香疗程设计过程中,与顾客积极沟通,及时记录各项沟通内容,并对芳香疗程进行合理调整,获得顾客确认签字。

3.盆腔保健养护操作流程

(1)养护准备:按照芳香养护方案,参照芳香疗法按摩室的布置要求,准备相应的芳香精油、基础油、量杯、调香棒、闻香纸、熏香设备、温油台、辅助按摩器等。其他养护准备,如按摩床、按摩油、计时器、挂衣架、毛巾、枕头、灯光、温度、椅子、风景画、饮用水、纸屑筒等。

(2)养护流程:完成养护准备,盆腔芳香保养的具体养护流程主要包括以下内容。

1)淋浴或芳香泡浴:淋浴或者芳香泡浴是放松的前提,尤其泡浴。顾客浸在温热的水中,充分体验全身的平衡和放松,并且唤醒味觉,促进全身循环,加速新陈代谢,提高机体温度。有哪些泡浴种类呢?①玫瑰牛奶花瓣浴:6朵玫瑰花瓣,1 000 mL牛奶,另外准备50 mL牛奶并在其中加入两滴天竺葵精油,两滴柠檬精油(如日间可用迷迭香精油替代柠檬精油);②薰衣草花瓣浴:薰衣草100 g,用无纺布包裹,另外准备50 mL牛奶并在其中加入两滴薰衣草精油,两滴佛手柑精油(柠檬精油也可以替代);③玫瑰红酒浴:6朵玫瑰花,红酒1瓶;④泡泡浴:2朵玫瑰花,泡泡浴油50 mL,可以选择个性配方的精油,加入50 mL牛奶中。

另外,还可准备浸泡了茶树精油的冷毛巾,请顾客面部冷敷;准备热量较高的饮料或者水果,补充热量,避免出现身体不适的现象。泡浴时水温38~42℃比较适宜,芳疗师应在门外守候,避免出现意外现象。

2)芳香按摩。

3)结束告知:经过淋浴或者泡浴、芳香按摩后,轻柔唤醒顾客,结束芳香盆腔养护基础流程。告知顾客疗程注意事项:养护当天6~8小时后再淋浴;当天可以多喝温开水,帮助身体代谢和排毒;避免接触酒精和咖啡等刺激性饮料,饮用温开水或者花草茶最佳;疗程中要注意保暖,尽量不接触烟酒,不吃生冷的食物;建议多吃绿色蔬菜、豆制品、鸡蛋、深海鱼类、紫苏油、亚麻油等。

4)盆腔保养训练要求:盆腔保养不仅要求芳疗师对保养流程的每一个环节包括具体实施操作、相关注意事项等十分熟悉,还需要芳疗师能根据顾客的具体情况进行有针对性的调整。

盆腔保养不仅是为顾客提供芳香精油养护的过程,更需要芳疗师在整个养护过程中有效理解顾客需求,以顾客的个体情况作为芳香保养服务开展的出发点,充分理解顾客需求,能与顾客进行有效交流,提升顾客的芳疗保养服务体验。

(3)养护效果:养护结束后,芳疗师根据疗程设计中的记录内容作为养护效果的依据,运用赞美等语言,引导顾客确认养护效果,并将养护过程中发现的问题及时与顾客进行沟通交流,增强顾客自我保健意识,鼓励顾客按照疗程坚持养护。此外,芳疗师还应完善顾客档案,及时记录本次养护后顾客身心感受及发现的问题,为顾客提供居家养护建议,保障养护效果。最后,美体师应与顾客预约下次养护时间,确认服务提醒方式(电话、短信或其他),并请顾客签名确认。

因此,要学会芳香盆腔养护方法,掌握盆腔养护芳疗美容和养护,学习者既要提高对基础芳香养护流程重要性的认识,在思想上充分认识基础芳香养护的基础地位,又要熟悉基础芳香养护实施环节的具体操作规范,并在教师的指导下,经过认真刻苦的学习和反复训练,才能掌握芳香盆腔保养。

🔍 任务准备

(1)盆腔保养的实景图片或视频资料。

(2)盆腔保养方案案例。

(3)盆腔保养训练物品:芳香精油、基础油、量杯、玻璃棒、浴巾、毛巾温油器、熏香器皿、温度计。

👤 任务实施

1. **教学示范**　盆腔芳香养护流程及手法操作步骤如下。

第一步,打开顾客腹部,双手上油,顺时针安抚整个腹部(图10-1-1)。

第二步,开穴,点按鸠尾、气海、关元、水道穴(图10-1-2)。

盆腔保健
视频

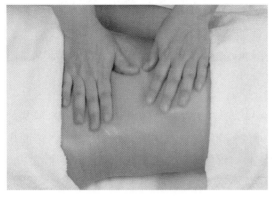

图 10-1-1　盆腔保健第一步

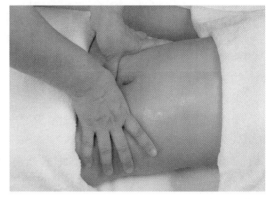

图 10-1-2　盆腔保健第二步

第三步,手在腹部打扇形,上推到胸廓,双手下滑至背部,点按命门,搂膀胱经上拉至耻骨联合处(图 10-1-3)。

第四步,掌推任冲 3 线,加强下腹部(图 10-1-4)。

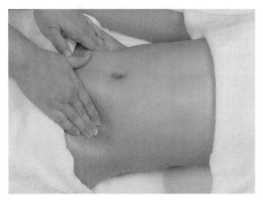

图 10-1-3　盆腔保健第三步

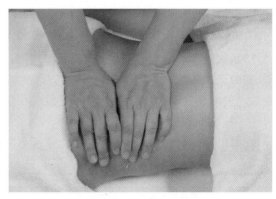

图 10-1-4　盆腔保健第四步

第五步,四指重叠打圈任冲 3 线,加强下腹部(图 10-1-5)。

第六步,双手交替推带脉,加强腹股沟(图 10-1-6)。

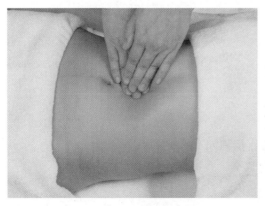

图 10-1-5　盆腔保健第五步

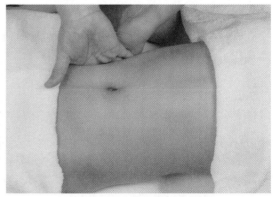

图 10-1-6　盆腔保健第六步

第七步,双掌重叠按压肚脐停留 10 秒钟,操作结束(图 10 - 1 - 7)。

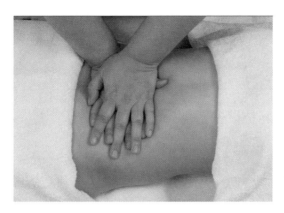

图 10 - 1 - 7 盆腔保健第七步

2. **小组训练** 2 人一组,进行角色扮演,互为顾客,进行芳香养护训练。注意训练过程中的相关要求。

3. **个人训练** 根据教师确定的芳香养护方案,进行反复多次练习,逐渐掌握芳香养护训练的基本操作及注意事项。通过练习,逐渐熟悉芳香养护操作流程及实施步骤。

任务评价

(1)分组评价:学习小组在演练过程中,教师、组间分别按照表 10 - 1 - 2 进行打分,各项叠加为最终得分。

表 10 - 1 - 2 盆腔保健测评表

评价指标	分值	内容要求	评分标准	实际得分
专业准备与沟通	20 分	卫生与着装(5分)	芳疗师穿戴整洁,符合专业卫生要求; 双手洁净,使用前已消毒	
		精油与工具准备(5分)	所需精油种类齐全,调配比例正确; 按摩工具干净,无损坏	
		专业知识与沟通(10分)	对顾客盆腔问题有准确判断; 解答顾客疑问清晰、专业; 调理前充分沟通,了解顾客需求与禁忌	
调理过程评估	50 分	手法技巧(20分)	手法熟练,力度适中,无不适感; 根据盆腔问题,采用适宜的按摩手法和精油配方	
		操作规范性(15分)	操作步骤清晰,无遗漏或多余动作; 按摩顺序合理,时间控制得当; 按摩过程中保持专注,与顾客有良性互动	
		顾客反馈(15分)	顾客在调理过程中感觉舒适,无疼痛或不适感; 顾客对芳疗师的手法、态度表示满意	

（续表）

评价指标	分值	内容要求	评分标准	实际得分
效果评估与后续建议	20分	即时效果（10分）	顾客在接受调理后，感觉身体放松，精神状态有所提升； 盆腔问题有所缓解（如月经血块等）	
		后续建议（10分）	根据顾客盆腔调理效果，提供个性化的后续调养建议； 建议内容具体、可行，包括饮食、运动、生活习惯等方面的指导	
整体印象与顾客满意度	10分	整体印象（5分）	调理环境整洁、舒适，氛围温馨； 芳疗师态度亲切、专业，服务周到	
		顾客满意度（5分）	顾客对本次调理的整体体验表示满意或非常满意； 愿意再次接受该芳疗师的服务或推荐给他人	
总分	100分			

（2）想一想，练一练：请思考适合卵巢功能下降的芳香精油有哪些。

（3）善总结，提建议：请对盆腔芳香养护流程中的操作要点及注意事项进行总结。除了按照教师教的方法练习以外，你还有什么好的想法或建议？

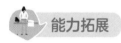 **能力拓展**

能熟练介绍项目疗程中的注意事项。

（曹宇霞）

任务二　美胸保健

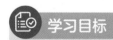 **学习目标**

1. 了解胸部保养的重要性。
2. 掌握各种美胸的精油。
3. 掌握美胸保健常用的芳香精油养护法。
4. 在美胸养护过程中能够进行耐心、细致的服务。

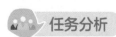 **任务分析**

芳香美胸保健不仅可以针对顾客身体进行养护，还可以给顾客带来情绪上的放松。掌

握美胸保健芳香养护流程、操作要点是根据顾客需求提供个性化芳香美体养护服务的基础。在美胸保健的学习过程中,学习者往往会出现对基础芳香养护流程不清、具体养护环节的操作流程不熟、基本要求不知、注意事项不明、手法动作不准等。

因此,要学会美胸保健保养,掌握美胸保健芳疗美容和养护,学习者既要提高对基础芳香养护流程重要性的认识,在思想上充分认识基础芳香养护的基础地位,又要熟悉基础芳香养护实施环节的具体操作规范,并在教师的指导下,经过认真刻苦的学习和反复训练,才能掌握芳香美胸保健。

学习内容

1. 认识胸部保养 胸部保养也可以说是乳房保养,但是在芳疗领域,胸部的保养不仅仅是对乳房的保养,还在于对整个胸部,甚至背部的保养,以促进女性的乳房更丰润健美,紧实有弹性。乳房保养的方式有很多种,例如调整饮食习惯、运动健身等,其中按摩是促进乳房健美最有效的方法,而通过芳香精油的作用结合乳房健康的穴位刺激,可以达到事半功倍的效果。

胸部保养的作用:

改善及预防乳腺疾病:胸部保养可以促进血液循环(调节气血),通过拨经将肿块变软变小(软坚散结),促使乳房的血液及淋巴系统循环顺畅,预防和改善女性面临的乳腺疾病。

增强免疫力:胸部保养可以促进气血循环,加速新陈代谢和毒素的排出,带动全身的血液循环,加速全身器官的运转,减少体内的毒素,提高免疫力。

调节内分泌:乳房与子宫、卵巢是性腺,是相通的。胸部保养通过对女性胸部问题的调理,可以有效改善子宫机能和卵巢机能,调节内分泌。

雕塑身形:手臂、腋下、背部及腹部脂肪可以游离到胸部,使得血液循环顺畅,加速新陈代谢。胸部保养可以改善脂肪游离。

美容养颜:胸部保养可以对胸部经络进行有效疏通,排除血液中的毒素,使气血循环通畅,使得养分能顺利送达身体各部,让人容光焕发。

疏通淋巴,消除副乳:胸部保养可以让胸部得到充足的运动,负压吸放,带动胸部肌肉群收缩,改善副乳情况。

心理调节:胸部漂亮了,女性的自信、魅力都会展现。

2. 认识并掌握乳房穴位及按压手法 乳房穴位及按压手法如表10-2-1所示。

表 10-2-1 乳房穴位及按压手法

穴位名称	功效	穴道位置	指压方法
肩井穴	丰胸,调理乳腺炎	颈椎督脉大椎穴肩膀锁骨处算起中间二分之一处,即肩膀最高处	中指叠在食指上,用食指指腹按压,共5次
屋翳穴	丰胸,调理产后乳汁不足	乳头上方,第二与第三条肋骨之间的接缝处	双手大拇指关节处同时指压左右两边,共5次
中府穴	丰胸,调理乳房疼痛	腋下与乳头中间,锁骨下第一条与第二条肋骨之间的接缝处	双手大拇指关节处同时指压左右两边,共5次

（续表）

穴位名称	功效	穴道位置	指压方法
膻中穴	丰胸，调理乳腺炎和乳房疼痛	前正中线，两乳头连线中点，平第四肋间隙	大拇指关节处按压
天溪穴	丰胸，调理胸部胀痛	乳头外侧两寸处	双手大拇指关节处同时指压左右两边，共5次
乳根穴	调理胸痛、产后乳汁不足	乳头直下，乳房根部，当第五肋间隙	双手大拇指关节同时指压左右两边，共5次
天宗穴	刺激乳腺管，调理乳房疼痛	肩胛骨的中央，左右各一个。颈椎督脉大椎穴肩膀锁骨处算起中间二分之一处，即肩膀最高处	中指叠在食指上，用食指指腹按压，共5次
少泽穴	丰胸	双手小指的指甲底端外侧	大拇指和食指捏住小指，并以食指指腹压5次

3. 芳香精油的选择　芳香精油乳房保养最佳的基础油是荷荷巴油、甜杏仁油及山茶花油。在制作按摩油时，应将3滴精油加在5 mL的基础油中稀释，方可进行按摩。单方精油的浓度不宜过高，精油调配的参考比例为2.5%，成人在身体方面的保养通常按照2%～3%的比例即可。调理浓度一般为3%～5%，最高安全比例为5%。

针对女性青春期乳房发育不良，或内分泌失调等原因导致的乳房过小，可以选择依兰、玫瑰、天竺葵精油，其中依兰精油取6滴、玫瑰精油4滴、天竺葵精油2滴，加入20 mL的甜杏仁油中进行稀释后可使用。同时，丰胸的最佳时间在月经来临后的第11～13天，第18～24天的7天时间为次佳时间。所以要好好利用资源，把握每个月的这10天时间，坚持使用可收到意想不到的效果。

针对产后乳房下垂松弛或绝经后乳房腺体退化不全的女性，可以选择檀香、依兰、肉桂精油，其中檀香精油2滴、依兰精油2滴、肉桂精油8滴，加入20 mL的甜杏仁油中进行稀释后可使用。这种芳香疗法能很大程度收紧胸部肌肤，提升胸线，同时还能使胸部变得光滑细腻。

当乳房有疮口时，单方精油可选择罗马洋甘菊精油10滴、天竺葵精油5滴、薰衣草精油5滴、胡萝卜籽精油5滴，混合调配成复方精油。在5 mL基础油中加入2～3滴进行稀释后可使用。使用前需注意胸部清洁卫生。

当乳房有囊肿或增生时，精油疗法也能在很大程度上缓解囊肿情况。可将薰衣草精油10滴、丝柏精油5滴、罗马洋甘菊精油15滴混合调配成复方精油。在5 mL基础油中加入2～3滴进行稀释后可使用。每6周进行一次芳香调理或请家人朋友按摩背部，自己每天按摩胸部，以达到改善囊肿的情况。

针对欲改善乳房外观的女性，可选择甜茴香、丝柏、快乐鼠尾草、胡萝卜籽、蛇麻草、欧白芷、欧芹籽、柠檬香茅、绿薄荷、天竺葵精油，根据自己喜欢的精油香氛（一般是选择喜欢且适合的精油）调配适合自己的丰胸精油。居家时，可在睡前倒入少量调好的按摩油于手上，然后均匀涂抹，按顺时针方向，从外向内打圈的方式按摩，而后在乳房上、下方推揉，促进胸部血液循环，紧实胸部，增加弹性，提升胸部曲线。也可去美容院请专业美容师按摩养护，特别是利用丰胸的黄金 10 天可以起到事半功倍的效果。

针对乳房没有问题的女性,日常的滋养保养可选择天竺葵精油 5 滴、柠檬香茅精油 10 滴、欧芹籽精油 5 滴、胡萝卜籽精油 5 滴、快乐鼠尾草精油 5 滴,混合调配成复方精油。在 5 mL 植物油中加入 2～3 滴进行稀释。也可将调配好的复方精油加入 30 mL 的基础油中。居家按摩时,可在睡前倒入少量调好的按摩油于手上,然后均匀涂抹开,按顺时针方向,从外向内打圈的方式按摩,而后在乳房上、下方推揉,促进胸部血液循环,紧实胸部,增加弹性,改善胸部曲线。

其他紧实乳房的养护方法,可以在 5 mL 金缕梅纯露中加入 3 滴丝柏精油,尽量混合均匀,将此混合液倒入一盆冷水(大约 2 L)中,然后用水交替泼洒双侧乳房,每侧至少 10 次。使用快乐鼠尾草精油 3 滴、天竺葵精油 5 滴、甜茴香精油 5 滴、柠檬香茅精油 10 滴,混合均匀。取 2～3 滴上面调配的复方油,滴到 5 mL 的基础油中稀释,然后以内外画圈的手法进行按摩,目的是让两边的乳房能够交替收缩和膨胀,更大限度地刺激胸部,让胸部更加紧实有弹性且丰润挺拔。

其他丰胸精油:除了上面提到的美胸类精油,还可选择佛手柑精油,能够促进乳房细胞再生发育;葡萄籽油,有很好的抗氧化作用,保护肌肤中的胶原蛋白,改善静脉肿胀与水肿,预防黑色素沉淀以及胶原纤维和弹性纤维的破坏,使肌肤保持应有的弹性及张力,避免皮肤下垂及皱纹产生;月见草油,也有防止松弛下垂的功效,对于干性老化或干裂的肌肤,是一种极佳的保湿剂。最重要的是可以促进女性荷尔蒙的自然生长,让发育不良的乳房快速增长,有隆胸效果。

以上可以尝试制作,同时根据自己的喜好,调配属于自己的一款芳香美胸精油。

任务准备

(1) 在经过系列的理论学习后,掌握胸部穴位及按摩手法。

(2) 胸部保养精油配方及胸部保养按摩视频。

(3) 胸部保养练习使用物品:基础油、复方精油、单方精油、玻璃量杯、滴管、搅棒、深色玻璃瓶、标签、毛巾、浴巾、测评表等。

任务实施

1. 胸部保养准备阶段　提前布置该部分内容,利用课后时间复习胸部保养的理论知识。课堂进行简单讲解回顾,课堂提问重点在胸部穴位、经络、按摩手法、合适的芳香精油等,并根据掌握进度进行补充。

2. 胸部保养的训练过程　操作演示:首先找一位志愿者当模特,进行操作演示或观看胸部保养按摩视频,操作过程中讲解胸部的穴位、淋巴引流方向、按摩功效等,将理论融入操作过程,体现专业性。

胸部保养的按摩步骤:在进行乳房保养前,需确保乳房内无硬块,身体一切正常,方可进行乳房的保养工作。

1) 清洁胸部:沐浴或使用热毛巾擦拭胸部,并热敷 2～3 分钟,打开毛孔,更有利于精油的渗透。

2）背部穴位按压：首先从背部开始涂抹精油（主要单方精油：甜扁桃精油、依兰花精油、茴香精油、迷迭香精油、香叶天竺葵花精油），进行穴位按压，顺着淋巴的流向及穴位慢慢推压，可疏通淋巴，排除体内毒素，改善循环；穴位及淋巴引流方向要正确。

3）胸部穴位按压：热毛巾擦拭背部后，翻转身体，开始胸部涂油（主要单方精油：甜扁桃精油、依兰花精油、茴香精油、迷迭香精油、香叶天竺葵花精油），进行胸部穴位按压，沿锁骨下方，顺淋巴流向及穴位经络慢慢推压（从上到下，从左及右），在按摩过程中可适当添加精油，更好地疏通淋巴系统，排除体内毒素，改善循环，促进新陈代谢。

4）乳房按摩：以乳头为中心，顺时针从乳房四周向中心方向按摩，疏通乳腺，舒缓胀痛，偶尔会有因乳腺增生出现微疼痛，如疼痛加重且不能忍受，需停止按摩。

5）轮廓定位：从乳房下方按压往上提拉，缓解地心引力引起的下垂，同时从腋下位置往左往右按摩时可改善副乳。按摩时间可加长，但动作需轻柔，按摩时需视情况增加涂抹精油量。改善乳房松弛、下垂的情况，令乳房丰润紧致挺拔，曲线优美。

6）加强胸型定位：按摩完毕，可使用热膜粉（主要成分：小球藻提取物）敷胸部以增强效果，用温水调和后敷于胸部，并敷上纱布，15～20分钟取下，利用粉膜产生的热量对胸部进行加强定位，巩固按摩效果，可活血化瘀，消肿散结，疏通胸部经络及淋巴，有效缓解乳房肿块、经期胀痛、乳腺增生等胸部问题。敷热膜粉的过程中需要时刻关注膜的温度，避免温度过高引起不适。

精油调配：按照合适精油调配的方法，注意单方精油的比例，不宜过高。如可选择甜茴香精油3滴、佛手柑精油3滴、天竺葵精油2滴、快乐鼠尾草精油2滴、依兰精油2滴、德国洋甘菊精油3滴，混合调配成复方精油，加入30 mL的基础油中。基础油可选甜杏仁油或荷荷巴油等，进行稀释调配，搅拌均匀后方可使用。

3. 小组训练　2人一组，进行角色扮演，互为模特，进行胸部保养训练。可利用视频或笔记校正操作顺序。

4. 个人练习　根据胸部保养视频，反复进行练习，逐渐掌握胸部保养的基本操作及注意事项。

任务评价

分组评价：学习小组在练习过程中，可按照表10-2-2进行打分，各项叠加为最终得分。

表10-2-2　胸部保养测评表

程序	分值	评价内容要求	评分等级			实际得分	综合得分	备注
			A	B	C			
准备	20分	1.仪表准备：服装、鞋帽整洁，修剪指甲，束发，洗手消毒，戴口罩等	5	3	1			
		2.物品准备：基础油、单方精油、复方精油、滴管、量杯、芳香搅棒、深色精油瓶、标签等	5	3	1			

（续表）

程序	分值		评价内容要求	评分等级			实际得分	综合得分	备注
				A	B	C			
			3. 理论准备:穴位定位,淋巴循环路线;胸部保养的作用	10	7	4			
操作过程	60分	按摩步骤	1. 测量模特胸部数据	5	3	2			
			2. 调配适宜的胸部芳香精油	5	3	2			
			3. 清洁背部及胸部	5	3	2			
			4. 背部穴位按压	5	3	2			
			5. 胸部穴位按压	5	3	2			
			6. 乳房按摩	10	9	6			
			7. 轮廓定位	10	7	4			
			8. 加强胸型定位	10	7	4			
			9. 养护完毕后测量胸部数据,以检验养护效果	5	3	2			
组间互评	10分		1.操作过程中与顾客的沟通适中、到位 2.使用物品清洗干净并放回原位 3.卫生良好	5	3	2			
组内评价	10分		1.穴位准确、点穴到位、淋巴走向正确 2.手法熟练、部位切换自然、频率力度适中 3.模特感觉舒适度	5	3	2			
总分	100分								

胸部测量方法:①裸露上身,用卷尺沿乳房隆起根部围绕一圈,测量出来的尺寸是下胸围;②在站直的情况下,不能含胸驼背或后仰,用卷尺通过乳头一圈,测量出来的数据是上胸围尺寸。注意背部的卷尺与前面的卷尺在同一水平线;③以锁骨间的凹点为顶点至乳头的距离为 19～21 cm,两乳头间的距离为 18～22 cm,乳头至乳房下缘距离为 7～8 cm。这是乳房的黄金比例数据。

小组练习在按摩前需按照上述测量方法,量取胸部数据,待按摩后再按上述方法测量一次,对比两次数据,你会发现变化。由于我们每天都受地心引力的影响,所以按摩需要坚持,坚持才能达到想要的效果。

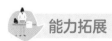 能力拓展

结合胸部保养的相关理论,设计胸部保养项目的营销策略。

（李瑞连）

参考文献

［1］祛眼袋不只用眼霜[J].中国眼镜科技杂志,2015,(20):186-187.

［2］瓦勒莉·安·沃伍德.芳香疗法配方宝典(上、下)[M].北京:中信出版社,2013.

［3］王慎明.芳香精油图鉴[M].南京:江苏凤凰科学技术出版社,2020.

［4］莫妮卡·维娜.芳香按摩:人与自然疗法的完美邂逅[J].中国化妆品,2019,(04):87-89.

［5］张诚.皮肤组织论述[M].北京:北京大学医学出版社,2020.

［6］和田文绪.芳香疗法教科书[M].海口:南海出版公司,2019.

［7］盐屋绍子.精油大全[M].南昌:江西科学技术出版社,2019.

［8］何黎.美容学[M].北京:人民卫生出版社,2008.

［9］宋俪文,王黎.精油芳疗百科图典[M].北京:中国纺织出版社,2010.

[10] Joanna Hoare.英国IFA芳香疗法圣经[M].台北:大树林出版社,2019.

[11]中国就业培训技术指导中心.芳香保健师:基础知识[M].北京:中国劳动社会保障出版社,2009.

[12]林波.初级芳香保健师培训教程[M].北京:中国物资出版社,2011.

[13]上海市职业技能鉴定中心.芳香美容[M].北京:中国劳动社会保障出版社,2014.

[14]宋欣译,李京建摄影.中国SPA的标准化环境[J].美容院,2005,(09):65-70.

[15] SPABOTANICA.中国SPA的标准化服务[J].中国科学美容,2007,(01):55-59.

[16]丹尼尔·菲斯蒂著,刘曦,张昕,余春红,宋美钰译.精油圣经[M].上海:上海科学技术文献出版社,2011.

[17]林翔云.调香术[M].北京:化学工业出版社,2013.

[18]徐寿昌.有机化学(第2版)[M].北京:高等教育出版社,1993.

[19]张丽宏.美容实用技术[M].北京:人民卫生出版社,2014.

[20]吴强,赵瑛.美容美体学[M].广州:广东高等教育出版社,2014.

[21]孙广仁.中医基础理论[M].北京:中国中医药出版社,2002.

[22]心理咨询师基础知识[M].北京:中国劳动社会保障出版社,2017.

[23]成为品,张海燕.芳香疗法职业等级技能[M].北京:民族出版社,2021.

[24]瓦勒莉·安·沃伍德.芳香疗法情绪心理配方宝典[M].台北:世茂出版社,2007.

[25]和田文绪.日本芳香疗法圣经[M].台北:大树林出版社,2013.

[26]郭念锋.国家职业资格培训教程:心理咨询师(三级)[M].北京:民族出版社,2012.

附录

附录一　课程标准

一、课程名称

芳香保健技术。

二、适用专业及面向岗位

适用于高职医学美容技术专业、美容美体艺术专业、中职美容美体技术专业、中医养生保健等美容相关专业及企业培训,面向美容行业技术岗位(群)及销售岗位(群)的芳疗师、美容顾问、美容师、技术导师等岗位。

三、课程性质

《芳香保健技术》课程的授课对象是医学美容技术相关专业,属于职业技术课。本课程的教学主要讲授芳香保健相关理论知识和应用方法,主要涵盖芳香服务与咨询、芳香精油调配与使用、芳香养颜方案制定、芳香健体方案定制等内容。通过本课程教学使学生了解芳香保健的基本理论,掌握常用芳香保健技术方法。

四、课程设计

(一)设计思路

《芳香保健技术》课程设计注重系统化、个性化与职业导向。采用模块化教学,将复杂知识分为多个模块,如芳香服务与咨询、精油调配与使用等,便于循序渐进地学习。理论与实践并重,既讲解精油分类、调配等理论,又通过模拟操作提升技能。强调个性化服务,培养学员根据顾客需求制定个性化护理方案的能力。同时,紧密结合行业趋势,提供前瞻性和实用性教学内容。

(二)内容组织

课程从芳香疗法基础概念入手,逐步深入到精油分类、调配与保存等核心知识。随后,通过环境营造、咨询与方案制定等环节,强化沟通技巧和服务意识。实践操作部分涵盖芳香熏蒸、水疗、按摩等美疗技术,确保学员掌握实际操作技能。特别设置养颜与健体定制模块,针对顾客需求制定个性化方案。最后,附录提供精油档案等参考资料,丰富学习资源。整体内容组织条理清晰,由浅入深,助力学员全面掌握芳香保健技术。

五、课程教学目标

(一)认知目标

1. 了解芳香精油植物科属及部位来源。

2. 了解体质类型。

3. 熟悉芳香 SPA 环境营造的内容。

4. 熟悉芳香咨询顾客登记表的具体内容。

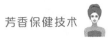

5. 熟悉芳香精油挥发度分类。

6. 熟悉芳香精油浓度、主要化学成分分类。

7. 熟悉芳香精油调配注意事项。

8. 掌握芳香精油调配浓度要求。

9. 掌握芳香精油剂量换算。

10. 掌握亚健康状态的表现（敏感皮肤、老化皮肤、色斑皮肤、痤疮皮肤、黑眼圈、眼袋、眼纹、头部不适、呼吸不适、肠道不适等）。

（二）能力目标

1. 能够营造芳香 SPA 环境。

2. 能够进行沟通咨询。

3. 能够对顾客进行有效评估。

4. 能够对精油进行保存。

5. 能够进行芳香精油调配。

6. 能够对健康肤质、问题性皮肤进行芳香护理。

7. 能够根据顾客皮肤类型及需求制定个性化芳香美容护理方案。

8. 能够根据亚健康问题（敏感皮肤、老化皮肤、色斑皮肤、痤疮皮肤、黑眼圈、眼袋、眼纹、头部不适、呼吸不适、肠道不适等）选择相对应的精油。

9. 能够根据亚健康问题（敏感皮肤、老化皮肤、色斑皮肤、痤疮皮肤、黑眼圈、眼袋、眼纹、头部不适、呼吸不适、肠道不适等）进行芳香护理。

（三）情感目标

1. 具有严谨的学习态度、严格的无菌意识、良好的安全意识。

2. 具有良好的生活习惯、细心的职业素养。

3. 具有尊重顾客隐私、具备良好的沟通意识。

4. 具有能够为顾客提供安全舒适咨询的能力。

5. 具有能够为顾客做好健康宣教的能力。

六、参考学时与学分

高职参考学时：64 学时，参考学分：4 学分。
中职参考学时：48 学时，参考学分：3 学分。

七、课程内容结构

高职课程内容结构：

序号	学习任务（模块）	对接典型项目及职业能力要求	知识、技能、职业道德及素养要求	教学活动设计	学时
1	芳香服务与咨询	芳香 SPA 环境营造	1. 熟悉芳香 SPA 环境营造的内容； 2. 熟悉芳香咨询顾客登记表的具体内容；	1. 教师给出不同芳香保健机构的图片，让学生了解芳香 SPA 环境、熟悉芳香	12

(续表)

序号	学习任务（模块）	对接典型项目及职业能力要求	知识、技能、职业道德及素养要求	教学活动设计	学时
		芳香咨询与方案制定	3. 具备营造芳香SPA环境基本能力； 4. 能够掌握咨询技巧； 5. 能够对顾客进行有效评估； 6. 能够尊重顾客隐私、具备良好的沟通意识； 7. 能够为顾客提供安全舒适咨询。	咨询顾客登记表的具体内容； 2. 教师找出学生作为模特，进行芳香咨询示范； 3. 2个学生一组进行芳香咨询练习。	
2	芳香精油调配与使用	精油调配与保存 芳香SPA美疗	1. 了解芳香精油植物科属及部位来源； 2. 熟悉芳香精油挥发度分类； 3. 熟悉芳香精油调配注意事项； 4. 掌握芳香精油调配浓度要求； 5. 掌握芳香精油剂量换算； 6. 掌握精油的保存要点及注意事项； 7. 掌握芳香精油调配步骤； 8. 熟悉芳香SPA美疗分类； 9. 具有严谨的学习态度、严格的无菌意识、良好的安全意识。	1. 教师通过图片讲授不同的精油及其属性； 2. 教师进行芳香精油调配示范； 3. 2个同学一组，进行角色扮演，互为顾客，进行芳香精油调配训练。	8
3	芳香养颜方案制定	芳香美肤驻颜 芳香眼护美颜	1. 掌握健康皮肤（中性皮肤、干性皮肤、油性皮肤、混合性皮肤）、问题性皮肤（敏感皮肤、老化皮肤、色斑皮肤、痤疮皮肤）、眼部问题（黑眼圈、眼袋、眼纹）的表现； 2. 根据健康皮肤（中性皮肤、干性皮肤、油性皮肤、混合性皮肤）、问题性皮肤（敏感皮肤、老化皮肤、色斑皮肤、痤疮皮肤）、眼部问题（黑眼圈、眼袋、眼纹）选择相对应的精油； 3. 能根据顾客皮肤类型、眼部问题及需求制定个性化芳香美容护理方案； 4. 掌握健康肤质、问题性皮肤、眼部问题芳香护理流程； 5. 具有良好的生活习惯、细心的职业素养； 6. 能够为顾客做好健康宣教。	1. 教师通过图片展示问题性皮肤的特点、分析形成该问题的原因、带领学生思考可以使用的精油； 2. 教师进行芳香皮肤护理示范； 3. 2个同学一组，进行角色扮演，互为顾客，进行芳香皮肤护理训练。	12
4	芳香健体方案定制	芳香体质保健	1. 了解体质类型； 2. 掌握亚健康状态（头部不适、呼吸不适、肠道不适等）的表现；	1. 教师通过视频展示亚健康身体问题表现、分析形成该问题	36

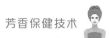

（续表）

序号	学习任务（模块）	对接典型项目及职业能力要求	知识、技能、职业道德及素养要求	教学活动设计	学时
		芳香头部保养	3. 根据亚健康问题（头部不适、呼吸不适、肠道不适等）选择相对应的精油；	的原因、带领学生思考可以使用的精油； 2. 教师进行芳香保健护理示范； 3. 2个同学一组，进行角色扮演，互为顾客，进行芳香保健护理训练。	
		芳香呼吸及肠道保健	4. 根据亚健康问题（头部不适、呼吸不适、肠道不适等）进行芳香护理； 5. 具有良好的生活习惯、细心的职业素养； 6. 能够为顾客做好健康宣教。		
		芳香生殖保健			

中职课程内容结构：

序号	学习任务（模块）	对接典型项目及职业能力要求	知识、技能、职业道德及素养要求	教学活动设计	学时
1	芳香SPA环境营造	芳香SPA环境营造 芳香咨询与方案制定	1. 熟悉芳香SPA环境营造的内容； 2. 熟悉芳香咨询顾客登记表的具体内容； 3. 具备能够协助顾问营造芳香SPA环境基本能力； 4. 能够尊重顾客隐私、具备良好的沟通意识； 5. 能够为顾客提供安全舒适服务。	1. 教师给出不同芳香保健机构的图片，让学生了解芳香SPA环境、熟悉芳香咨询顾客登记表的具体内容； 2. 教师找出学生作为模特，进行芳香咨询示范。	4
2	芳香精油调配与使用	精油调配与保存 芳香SPA美疗	1. 了解芳香精油植物科属及部位来源； 2. 了解芳香精油挥发度分类； 3. 了解芳香精油调配注意事项； 4. 熟悉芳香精油调配浓度要求； 5. 熟悉芳香精油剂量换算； 6. 掌握精油的保存要点及注意事项； 7. 掌握芳香精油调配步骤； 8. 熟悉芳香SPA美疗分类； 9. 具有严谨的学习态度、严格的无菌意识、良好的安全意识。	1. 教师通过图片讲授不同的精油及其属性； 2. 教师进行芳香精油调配示范。	4
3	芳香养颜方案制定	芳香美肤驻颜	1. 掌握健康皮肤（中性皮肤、干性皮肤、油性皮肤、混合性皮肤）、问题性皮肤（敏感皮肤、老化皮肤、色斑皮肤、痤疮皮肤）、眼部问题（黑眼圈、眼袋、眼纹）的表现；	1. 教师通过图片展示问题性皮肤的特点、分析形成该问题的原因、带领学生思考可以使用的精油；	12

(续表)

序号	学习任务（模块）	对接典型项目及职业能力要求	知识、技能、职业道德及素养要求	教学活动设计	学时
		芳香眼护美颜	2. 根据健康皮肤(中性皮肤、干性皮肤、油性皮肤、混合性皮肤)、问题性皮肤(敏感皮肤、老化皮肤、色斑皮肤、痤疮皮肤)、眼部问题(黑眼圈、眼袋、眼纹)选择相对应的精油； 3. 能根据顾客皮肤类型、眼部问题及需求制定个性化芳香美容护理方案； 4. 掌握健康肤质、问题性皮肤、眼部问题芳香护理流程； 5. 具有良好的生活习惯、细心的职业素养； 6. 能够为顾客做好健康宣教。	2. 教师进行芳香皮肤护理示范； 3. 2个同学一组，进行角色扮演，互为顾客，进行芳香皮肤护理训练。	
4	芳香健体方案定制	芳香体质保健 芳香头部保养 芳香呼吸及肠道保健 芳香生殖保健	1. 了解体质类型； 2. 熟悉亚健康状态(头部不适、呼吸不适、肠道不适等)的表现； 3. 熟悉亚健康问题(头部不适、呼吸不适、肠道不适等)相对应的精油； 4. 根据亚健康问题(头部不适、呼吸不适、肠道不适等)进行芳香护理； 5. 具有良好的生活习惯、细心的职业素养； 6. 能够为顾客做好健康宣教。	1. 教师通过视频展示亚健康身体问题表现、分析形成该问题的原因、带领学生思考可以使用的精油； 2. 教师进行芳香保健护理示范； 3. 2个同学一组，进行角色扮演，互为顾客，进行芳香保健护理训练。	20

八、资源开发与利用

(一)教材编写与使用

内容构建与体系设计：《芳香保健技术》教材在编写过程中，紧密围绕当前芳香保健行业的实际需求与发展趋势，构建了内容丰富、体系完整的知识框架。教材不仅涵盖了芳香保健的基础理论、技术原理，还深入探讨了不同应用场景下的实践技巧与案例分析，确保学习者能够全面掌握该领域的核心知识与技能。

教学模式创新：为提升学习效果，教材采用了项目化、案例化的教学模式。每个教学项目均按照"情景导入-学习目标-任务分析-学习内容-任务准备-任务实施-任务评价-能力拓展或知识链接"的完整学习路径进行设计，旨在通过循序渐进的方式，引导学习者逐步深入，实现从理论到实践的跨越。

教材使用指导：教材配套有详细的使用指南，帮助教师理解教材设计理念，掌握教学重难点，灵活运用教学方法。同时，指南中也提供了针对学习者的学习建议，引导他们如何高效利用教材资源，提升自主学习能力。

（二）数字化资源开发与利用

为增强学习的直观性和互动性，校企合作开发了包含高清图片、舒缓音乐、操作视频等在内的多媒体教学资源。这些资源覆盖了教材中的关键知识点与操作步骤，学习者可通过扫描教材中的二维码或访问指定网站进行在线学习，享受沉浸式的学习体验。

（三）企业岗位培养资源的开发与利用

积极与芳香保健行业内的知名企业建立合作关系，共同开发岗位培养资源。通过企业导师进课堂、学生进企业实习、共同研发项目等方式，实现学校教育与行业需求的无缝对接。基于行业调研和专家咨询，制定芳香保健技术岗位的能力标准。该标准明确了各岗位所需的知识、技能、素质等要求，为教材编写、课程设置和人才培养提供科学依据。

九、教学建议

1. 加强实践教学环节，通过模拟操作、案例分析、实训项目等方式，让学生在实践中深化理解，提升技能。鼓励学生在课余时间参与真实的芳香保健服务，如社区服务、美容院实习等，将所学知识应用于实际情境中。

2. 除了传统的讲授式教学外，可以采用小组讨论、角色扮演、案例分析、翻转课堂等多种教学方法，激发学生的学习兴趣和主动性。利用多媒体教学资源，如高清图片、视频、音频等，增强课堂的直观性和互动性。

3. 芳香保健不仅是一门技术，更是一门艺术，需要从业者具备良好的情感沟通和人际交往能力。在教学中，应注重培养学生的同理心、耐心和细心，让他们学会倾听客户需求，提供个性化的服务方案。通过模拟客户咨询、服务场景演练等方式，提升学生的沟通能力和应变能力。

4. 芳香保健技术不断创新发展，鼓励学生关注行业动态，了解新技术、新产品和新方法。鼓励学生参与科研项目、创新实践等活动，培养他们的创新思维和实践能力。提供机会让学生参与行业比赛、展览等活动，展示他们的学习成果和创新能力。

十、课程实施条件

1. 课程应由具备丰富专业知识和实践经验的教师团队授课。这些教师应具备芳香保健领域的专业背景，能够深入浅出地讲解理论知识，并指导学生进行实践操作。

2. 学校应配备专门的芳香保健实训基地，包括按摩床、精油调配台、香薰设备等，以满足学生实践操作的需求。

3. 实践项目设计符合行业实际的实践项目，让学生在模拟或真实的情境中进行操作练习，提升技能水平。与美容院、SPA 中心等芳香保健机构建立合作关系，为学生提供实习机会，让学生在实践中学习和成长。

十一、教学评价

校企共同制定考核评价方案，教学评价由企业、学生、客户、导师共同完成，评价方式有笔试、面试、任务考核、岗位考核、业绩考核等。评价标准和内容体现能力本位，重视学习过程性评价，突出岗位职业能力及业绩考核，如能否独立分析亚健康皮肤或者身体状况，根据顾客不同问题选择精油并进行个性化芳香护理，包括学生的知识、专业技能和职业态度，采用学生自测和互评、教师评、顾客评、企业评等。

（朱薇、张秀丽、唐正东、孙丽）

图附录-1　课程主要内容与要求结构图

芳香保健技术

能够对各类型皮肤及身体亚健康问题进行芳香护理

芳香服务与咨询

1.熟悉芳香SPA环境营造的内容;
2.熟悉内容营造芳香SPA环境的具体内容;
3.具备营造芳香SPA环境的基本能力;
4.能够掌握咨询技巧;
5.能够对顾客进行有效评估;
6.能够尊重顾客隐私,具备良好的沟通意识;
7.能够为顾客提供快安全部适的咨询。

芳香精油调配与使用

1.了解芳香精油植物科属及部位来源;
2.熟悉芳香精油挥发度分类;
3.熟悉芳香精油调配注意事项;
4.掌握芳香精油调配浓度要求;
5.掌握芳香精油剂量换算;
6.掌握精油的保存要点及注意事项;
7.掌握芳香精油调配步骤;
8.熟悉芳香SPA美疗分类;
9.具有严谨的学习态度、良好的安全意识、严格的无菌意识、安全意识。

芳香养颜方案制定

1.掌握健康皮肤（中性皮肤、干性皮肤、油性皮肤、混合性皮肤)、问题性皮肤（敏感性皮肤、老化皮肤、色斑皮肤、痤疮皮肤)、眼部问题、眼纹(黑眼圈、眼袋、眼部、痤疮皮肤)的表现;
2.根据健康皮肤（中性皮肤、干性皮肤、油性皮肤、混合性皮肤)、问题性皮肤（敏感性皮肤、老化皮肤、色斑皮肤)、眼部问题、眼纹(黑眼圈、眼袋、眼部、痤疮皮肤)选择相对应的精油;
3.能够根据顾客皮肤类型、眼部问题及需求制定个性化芳香美容护理方案;
4.掌握健康肤质、问题性皮肤、眼部问题芳香护理流程;
5.具有良好的生活习惯、细心的职业素养;
6.能够为顾客做好健康宣教。

芳香健康方案定制

1.了解体质类型;
2.掌握亚健康状态（头部不适、呼吸不适、肠道不适等)的表现;
3.根据亚健康问题（头部不适、呼吸不适、肠道不适等)选择相对应的精油;
4.根据顾客健康问题（头部不适、呼吸不适、肠道不适等)进行芳香护理;
5.具有良好的生活习惯、细心的职业素养;
6.能够为顾客做好健康宣教。

附录二　精油档案

1. 芸香科

葡萄柚　柠檬　甜橙　苦橙叶　苦橙花　佛手柑

2. 禾本科

香茅　岩兰草

3. 桃金娘科

蓝胶尤加利　柠檬尤加利　窄叶尤加利　白千层　丁香　绿花白千层(耐奥利)　茶树

4. 樟科

月桂　罗文莎叶　山鸡椒　花梨木

5. 松科

大西洋雪松　松

6. 杉科

丝柏　杜松

7. 橄榄科

乳香　没药

8. 菊科

罗马洋甘菊　德国洋甘菊　意大利永久花　艾草　蓍草

9. 唇形科

桉油醇迷迭香　百里酚百里　侧柏醇百里香　沉香醇百里香　广藿香　胡椒薄荷　快乐鼠尾草　龙脑百里香　马鞭草酮迷迭香　牻牛儿醇百里香　穗花薰衣草甜罗勒　甜马郁兰　头状薰衣草　香蜂草　醒目薰衣草　薰衣草　野马郁兰　樟脑迷迭香

10. 其他科

番荔枝科-依兰　豆科-古巴香脂　杜鹃花科-冬青　牻牛儿苗科-天竺葵　蔷薇科-玫瑰　木犀科-茉莉　檀香科-檀香　胡椒科-黑胡椒　姜科-姜　伞形科-甜茴香

11. 植物油

鳄梨　甜杏仁　杏桃仁　玫瑰果　月见草　荷荷巴　葡萄籽　胡萝卜　油橄榄　芝麻　金盏花　小麦胚芽　芦荟　椰子

12. 纯露

玫瑰纯露　橙花纯露　罗马洋甘菊纯露　薰衣草纯露　檀香纯露　茶树纯露　香蜂草纯露

（朱薇、孙丽、罗丹、鞠琳）

附录三　芳香保健精油选择参照表

精油名称		罗勒精油	佛手柑精油	黑胡椒精油	胡萝卜籽精油	雪松精油	德国洋甘菊精油	罗马洋甘菊精油	快乐鼠尾草精油	丁香精油	丝柏精油	尤加利精油	乳香精油	天竺葵精油	姜精油	杜松子精油	薰衣草精油	柠檬精油	柠檬草精油	马郁兰精油	甜橙精油	广藿香精油	欧薄荷精油	回青橙精油	松精油	玫瑰精油	迷迭香精油	花梨木精油	檀香精油	茶树精油	岩兰草精油	依兰精油
呼吸道系统	气喘	✓		✓				✓		✓	✓	✓	✓	✓	✓		✓	✓		✓			✓		✓	✓	✓	✓	✓			
	支气管炎	✓	✓	✓	✓	✓					✓	✓	✓	✓		✓	✓	✓	✓	✓	✓		✓		✓	✓	✓	✓	✓	✓		
	喉咙感染	✓	✓									✓	✓				✓		✓	✓			✓		✓	✓	✓	✓	✓	✓		
	咳嗽	✓	✓	✓		✓			✓	✓	✓	✓	✓		✓		✓		✓	✓			✓		✓	✓	✓	✓	✓	✓		
	感冒			✓		✓				✓		✓	✓			✓	✓	✓					✓		✓		✓			✓		
消化系统	无胃口		✓	✓																												
	消化不良	✓	✓	✓			✓	✓																						✓		
	晕车船		✓				✓	✓								✓	✓		✓				✓				✓					
	呕吐	✓		✓			✓	✓							✓			✓								✓			✓			✓
	胃肠炎		✓				✓	✓		✓		✓			✓	✓			✓					✓			✓			✓		
	胃肠胀气		✓	✓													✓															
	痉挛		✓	✓				✓	✓		✓						✓	✓		✓	✓		✓					✓	✓			
	便秘		✓	✓		✓				✓					✓		✓											✓	✓			

（续表）

精油名称		罗勒精油	佛手柑精油	黑胡椒精油	胡萝卜籽精油	雪松精油	德国洋甘菊精油	罗马洋甘菊精油	快乐鼠尾草精油	丁香精油	丝柏精油	尤加利精油	乳香精油	天竺葵精油	姜精油	杜松子精油	薰衣草精油	柠檬精油	柠檬草精油	马郁兰精油	橙花精油	甜橙精油	广藿香精油	欧薄荷精油	回青橙精油	松精油	玫瑰精油	迷迭香精油	花梨木精油	檀香精油	茶树精油	岩兰草精油	依兰精油
肌肉、骨骼、循环系统	肌肉痛	√		√			√			√		√			√	√	√		√	√				√		√		√				√	
	风湿痛	√		√			√			√		√			√	√	√	√	√	√				√		√		√				√	
	关节炎	√		√			√			√		√			√	√	√			√				√		√		√				√	
	撞伤			√			√																										
	扭伤						√								√		√			√				√									
	循环不良			√							√			√	√	√		√	√							√	√	√				√	
	静脉曲张										√																						
	高血压								√								√	√		√	√	√											√
	低血压																											√					
神经系统	焦虑		√			√		√	√				√	√			√			√	√	√	√		√		√		√	√		√	√
	抑郁		√					√	√												√	√	√		√		√	√	√	√			√
	偏头痛	√						√						√			√			√				√				√					
	惊吓		√														√				√			√									
	紧张	√				√			√		√		√				√			√	√		√		√		√					√	√
神经系统	失眠		√					√									√			√	√	√			√								√
生殖系统	经期情绪波动					√			√					√								√			√		√					√	√

（续表）

精油名称		罗勒精油	佛手柑精油	黑胡椒精油	胡萝卜籽精油	雪松精油	德国洋甘菊精油	罗马洋甘菊精油	快乐鼠尾草精油	丁香精油	丝柏精油	尤加利精油	茴香精油	乳香精油	天竺葵精油	姜精油	杜松子精油	薰衣草精油	柠檬精油	柠檬草精油	马郁兰精油	橙花精油	甜橙精油	广藿香精油	欧薄荷精油	回青橙精油	松精油	玫瑰精油	迷迭香精油	花梨木精油	檀香精油	茶树精油	岩兰草精油	依兰精油
	经血过多										√	√		√	√													√					√	
	经期不规律		√	√				√	√		√		√	√	√		√	√			√				√			√	√					
	经痛	√	√					√	√	√	√	√	√		√		√	√			√				√			√	√				√	
	停经								√	√			√					√	√		√				√		√	√						
	经血不足	√		√						√			√																					
美颜	油水分泌平衡		√			√			√		√				√		√		√		√				√	√	√		√					
	皱纹				√		√	√						√	√			√				√	√	√				√						
	压力性肌肤														√			√					√	√										
	改善阻塞肌肤		√			√				√		√					√		√	√				√	√				√				√	
	瘢痕						√							√				√	√											√	√			
	青春痘		√			√									√		√	√	√					√						√	√	√		
	毛孔粗大																		√	√			√						√					√
	妊娠纹				√									√	√			√				√	√	√							√			√
美颜	晒伤							√						√											√									√

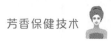

（续表）

精油名称	罗勒精油	佛手柑精油	黑胡椒精油	胡萝卜籽精油	雪松精油	德国洋甘菊精油	罗马洋甘菊精油	快乐鼠尾草精油	丁香精油	丝柏精油	尤加利精油	茴香精油	乳香精油	天竺葵精油	姜精油	杜松子精油	薰衣草精油	柠檬精油	柠檬草精油	马郁兰精油	橙花精油	甜橙精油	广藿香精油	欧薄荷精油	回青橙精油	玫瑰精油	迷迭香精油	花梨木精油	檀香精油	茶树精油	岩兰草精油	依兰精油
湿疹		√			√	√	√							√		√	√						√			√	√					
烫伤		√				√	√				√		√				√						√							√		
疱疹		√				√	√	√	√					√			√	√						√						√		
微血管破裂																		√			√								√			
回春				√						√			√				√				√					√	√	√	√			√
淡化细纹				√									√				√				√					√		√	√			
消除黑眼圈						√	√							√	√								√	√			√					
紧实肌肉	√		√					√	√	√		√							√	√			√				√					
美体 · 减肥瘦身						√				√		√				√				√		√					√					√
美体 · 水肿					√	√				√				√		√		√									√					√
美发 · 健康头皮/头发		√			√	√		√			√		√				√		√								√	√				
美发 · 祛除头皮屑					√			√	√		√						√						√				√			√		
美发 · 护色					√	√			√									√	√				√				√		√			

（张　勇、朱　艳）

图书在版编目(CIP)数据

芳香保健技术/朱薇,张秀丽,曹宇霞主编.
上海：复旦大学出版社,2024.12. -- ISBN 978-7-309-
17763-3

Ⅰ. R161

中国国家版本馆 CIP 数据核字第 2024BS5663 号

芳香保健技术
朱　薇　张秀丽　曹宇霞　主编
责任编辑/高　辉

复旦大学出版社有限公司出版发行
上海市国权路 579 号　邮编：200433
网址：fupnet@ fudanpress. com　http://www.fudanpress.com
门市零售：86-21-65102580　　团体订购：86-21-65104505
出版部电话：86-21-65642845
上海四维数字图文有限公司

开本 787 毫米×1092 毫米　1/16　印张 13.75　字数 335 千字
2024 年 12 月第 1 版第 1 次印刷

ISBN 978-7-309-17763-3/R · 2138
定价：50.00 元

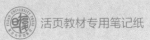
活页教材专用笔记纸

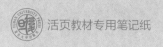

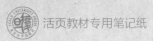

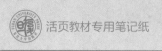

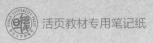

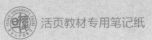

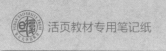

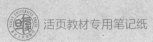

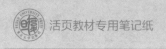

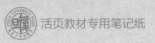